中医师承学堂 辨证脉学书系

辨证脉学功夫沙龙(二)

主编 王 鹏

中国中医药出版社

·北 京·

图书在版编目（CIP）数据

辨证脉学功夫沙龙（二）/王鹏主编．—北京：中国中医药出版社，2013.9
（2015.10重印）（中医师承学堂）

ISBN 978－7－5132－1597－8

Ⅰ.①辨… Ⅱ.①王… Ⅲ.①脉学 Ⅳ.①R241.1

中国版本图书馆 CIP 数据核字（2013）第 196485 号

中国中医药出版社出版
北京市朝阳区北三环东路 28 号易亨大厦 16 层
邮政编码　100013
传真　010 64405750
三河鑫金马印刷有限公司印刷
各地新华书店经销
*
开本 710×1000　1/16　印张 16.25　字数 161 千字
2013 年 9 月第 1 版　2015 年10月第 2 次印刷
书　号 ISBN 978－7－5132－1597－8
*
定价 38.00 元
网址　www.cptcm.com

辨证脉学功夫沙龙(二)
编 委 会

书系主编　齐向华

主　　编　王　鹏

副 主 编　滕　晶　柳洪胜

编　　委　（以姓氏笔画为序）

李春林　罗　愚　崔晓敏

阚文博　谭思媛

编 写 说 明

  齐向华教授的《辨证脉学》自2012年5月出版以来，给时下的脉学教育和脉学研究带来了一股和煦的春风，又好似一石激起千层浪，在广大中医脉学从业者、研究者、爱好者中间引起了热烈反响，7月份随之成立的"辨证脉学功夫沙龙"读者群（群：249563660），作为交流平台每晚就脉学展开的热烈讨论成为当下中医脉学论坛的一道风景线，在短短数月间成员就达到800人之众，可见其影响力之强，俨然形成了一种"辨证脉学style"的时尚。

  我是一名来自齐鲁大地的中医临床医生，孔孟之道在我的家乡传承不息，胶东昆嵛山是全真教的隆兴之地，建于隋·大业年间的四门塔内藏佛骨舍利，是山东最早的寺院。家乡悠久的历史文化积淀，滋养了我少年时代的心灵，成年后遂以中医为业。我笃信圣贤和道统之说，我相信，只要是真知灼见，无论到何时总会遇到知音，并且每个时代也都应该有自己的圣贤。我以医为业，以脉为题，格物致知，身体力行地实践修齐治平的儒家传统理念。大家将来会发现，辨证脉学体系的建立及脉学学术思想的学习和挖掘，对于中医脉学的发展是一件意义深远的事情。

2012 年诺贝尔文学奖获得者莫言在瑞典文学院发表获奖演讲时曾说道："对一个作家来说，最好的说话方式是写作。我该说的话都写进了我的作品里，用嘴说出的话随风而散，用笔写出的话永不磨灭。"这句话引起了我们的共鸣，"辨证脉学功夫沙龙"每晚的学术探讨又何尝不该如此呢？这里既有对辨证脉学思想的感悟和诠释，也有对经典脉学、传统文化的解读，各路精英思维迸发的火花机锋凌厉，学术思想的阐述浸透着心血智慧，值得深思回顾，更具启迪后学的意义，的确应该整理记录下来，印成文字放置案头以立言。

于是，"贤人"和"立言"的因缘之合，加之诸位医中君子每晚不辍的秉烛涌述便产生出这本小册子。

王　鹏
2013 年 6 月 20 日

目　录

医案分析…………………………………………… 221

老师点睛

LAOSHI DIANJING

脉诊的操作程序

主讲人：齐向华

中国的历史，历来由文人记载才得以流传。于是中国历史上逐渐出现重文轻武、重理论轻实践技术的趋势。这一趋势，在一定程度上阻碍了中医的传承，导致许多优秀的技术失传，所以，今天与大家探讨"脉诊的操作程序"，基于经典脉学的脉诊过程，进一步领会《辨证脉学》的相关内容，以资同道。

古人认为脉诊分为"识脉"和"审脉"两个过程。古人把认识和体会脉象中的特征称"识脉"，而对所搜集到的脉象特征，依据中医方法论进行分析，并最终形成能够指导辨证论治的结论，称之为"审脉"，这是辨证思维过程。

1. 识脉

首先我们来谈"识脉"。经过了一系列脉诊前的准备工作（平臂、布指等），从我们的手指接触到患者的桡动脉的一刹那，就进入了脉诊的实际体会过程。第一步是调动运用手指的感觉，这是《辨证脉学》不同于其他脉象著作的一个地方。现行的大多数脉学著作和高等院校的中医教材是直接讲脉象特征与机体状态的关联关系，而对如何获得脉象特征，则缺乏详细论述。

脉诊首先依靠手指的感觉，而对一个感觉功能不健全的人来说，脉诊就无从谈起。大多数人手指的感觉是正常的，但是手指感觉正常不能与具备诊脉技术相等同，只能说是具备了资质。就如同我们都会喝茶，但是绝大多数的人却不会"品茶"；都能够听到音乐，但却不一定能"欣赏"音乐一样。诊脉技术的掌握需要正确方式、方法的指引，是一个需要慢慢体悟，不断切磋、交流，进而升华的过程。一部中国历史，通过文人的记载，得以流传下来。但是，中国历史上有重文轻武、重理论轻技术实践的倾向。孔子不是还轻视过种田的老农吗？轻视技术阻碍了中医的传承，许多优秀技术都失传了，只留下了书。这个话题在此不再深谈，留给大家思考的空间。

对于手指感觉的研究是一个大多数人知之甚少的领域，只有神经生理学上的只言片语。心理认知的实验都是从视觉、听觉等做起，古人在这个领域也没有太多的研究。大家可以回想一下，我们有许多的感觉古人给予了系统认识，既知道我们机体所具备的功能，又知道运用这些功能所探知自然界物质的属性。如视觉，古人分成了"五色"，味觉和嗅觉分成了"五味"。这些感觉都作为客观证据直接进入到了中医的辨证论治体系中。但是手指的感觉乃至皮肤的感觉古人却没有给出一个系统的认识和总结。在一个对自身的生理功能没有清晰认识的背景之下，就进行对认知对象的研究，确实困难重重。脉象系统研究之难就在这里。

回顾传统脉象系统中，古人就没有运用到寒热的感觉。《内经》中有独寒、独热，却最终没能传承下来。由此看来，古人有很多的感觉没有运用到脉诊中。这就是本书主张脉诊要回归人们手指感觉本体的原因。

2. 传统脉学的特点及局限性

传统脉学重在对脉象的描述，即运用各种修辞手法对事物进行形象化的阐述。传统脉象的描述系统就是古人借助于自然界许多形象的事物给出的比喻性阐述。

（1）对手指感觉的直接"借喻"

对手指感觉的直接"借喻"，借我们对别的事物的感觉来描绘脉象特征，"如按琴弦"、"如按葱管"；有些是对心理感应的"借喻"，"如病蚕食叶"、"如盘走珠"。"如盘走珠"是没法触摸的，所以是一种心理的感应。总之，古人对脉象特征的描述和命名没有一定的规律，特征的命名之间没有内在联系。但是，我们不能苛求古人。这是一个值得深入研究的问题，可以留给理论研究者。

（2）会意、摹写的方式

会意、摹写的方式也是古人常用的对自然界描述的方法，如月亮的火山影古人称为"玉兔"，并演绎出一系列的故事。又如桂林的漓江上有一座山的峭壁上有石纹组成的图案,古人称为"九马画山",可以看出是九匹马的外形,可是克林顿游漓江就一匹马也没看出来,可见东西方人的思维认知习惯是存在差异的。

古代的一个脉象会随着所对应的疾病和症状的不同出现不同。如古人认为弦脉主痛、痰饮、抽风、肝郁等等,其形态上是存在差异的。这是实际操作层面需要掌握的,所以古代的脉象指的是一个脉象域特征,而不是一个特定的特征。从实践工作中了解古代脉象操作的宽泛性,能够更加深刻地体会出脉象描绘系统改革的必要性。

由于条件的限制,古人对脉象的命名也只能如此。但是要看到这种描述系统本身存在着许多的局限。如弦为"如按琴弦",首先,琴弦的质地有不同,手感也会相应的存在差异;其次,手按在一个什么状态的琴弦上?静止的还是在弹奏中的?如果是静止的就是体会出一种绷直和张力高的感觉,如果是弹奏中的琴弦呢,除了上述的感觉之外,一定还有振动细颤的感觉。因此,不同的特定条件下,得出感觉是不一样的。又如,古人有用视觉的心理感受描绘脉象的"如盘走珠"。那么,"如水漂木"的感觉是什么?是运用视觉还是手指触动的感觉?如按琴弦,有"按"字,是指的手指感觉;如水漂木有"按"字吗?没有。所以,歧义多呀,最终解释权还是问王叔和吧。由此,神经生理学的重要性可见一斑。

如何探察脉象特征是一个操作习惯的问题,有时也与就诊的患者及医生了解的程度有关。如果一个没有任何不适的人，想通过脉诊了解一下机体的状况，该如何诊脉？当然是运用整体的感觉去广泛注意脉搏中所存在的特征，体会一下体质、个性、不良的饮食习惯、既往情志刺激、衰老等一般的情况。

这一过程包括两种方式：一是在广泛注意的同时对已经发现的一些脉象特征，转而进行重点关注，然后对可能出现的演变特征进一步搜查，如发现一个饮食积滞的特征后，就要测测血糖的情况；二是在广泛注意之后，是分部位、分时间段、分血流层的逐一搜查，发现和体会脉象特征，这是金伟先生常采用的方法。对于已经确诊的患者，可以直奔主题，去探查患病的部位，发现其特征如何，病情如何，然后进入到广泛注意，探寻整体或各个局部还有哪些脉象特征，统统进行搜罗，寻找出内在的联系。总体来说，就是要"注意"脉象的"背景"和"图形"。运用娴熟了就可以随意地进行"注意"对象之间的变换了。

需要注意的一点是，一般来说脉象背景占据整体，图形只是局部或微观。个别情况下则反之，如肝气郁结脉泛化可以出现多个部位的"气鼓"脉，看上去像是背景脉象；只剩下寸脉或尺脉留有肝气郁结的局部脉象，看上去像图形脉象。这是由于肝郁脉图形太强大了，把整体脉给变形了，所以，脉者要分清，这个背景是不是真正的"原生态"。

古人描述的诊脉过程过于模糊，当时没有认知心理学的支撑，又无法还原文献记载，只能靠各种差不多的猜测来揣摩原意，难免有偏差。《辨证脉学》做的正是把诊脉的过程分化，把握每个细节，如运用感觉通道的逐一开放来完成信息的采集，再运用中医理论加以分析，辨证施治。

这里有一个小故事。山东省中医院刚刚组建时，骨科有一位来自民间的医生，专业理论没多少，但是有一绝，他能用手摸出骨折线来，基本和 X 光片一致。还有一位是当地的医生，自己一个人就能把髋关节脱臼复位，但是整个过程不让别人看。很可惜的是，这些技术都失传了。所以，不管是内科还是外科，技术永远是第一位的。当然，除却治疗技术之外，最重要的还是诊断技术。故弄玄虚的东西，不能使中医传承发展。

3. 审脉

脉诊的第二过程，古人称之为"审脉"。这是在脉象体会达到一定基础上才能进入的一步。有些学生开始就急于达到这个层次，这是很不可取的。当然，今天讲的是过程。

顾名思义，"审脉"就是通过对脉象特征分析、推理、归纳等一系列心理活动，最后得出证候、病机所在的过程。脉诊就像刑事案件侦破过程中的侦查、取证一样，是各种特征的搜寻阶段。只有这些还不够，正如公安机关不是为搜集证据而搜集证据，各种证据不是犯罪分子，我们要通过这些证据去挖掘其背后的病变机制（缉拿犯罪分子）。诊察出脉象特征之后，分析脉象特征需要运用我们所学习过的中医知识。

首先要判断这个特征自身所代表的意义（体质、个性、既往经历、目前状态改变等）。分清固有还是新近改变的状态需要经验。一般来说，固有的特征相对沉寂，而新近的变化较为活跃。如果说脉诊特征的搜集需要的是探员功夫的话，脉象分析就需要探长的功夫了。清楚了各个脉象特征的意义之后，就要用中医理论分析他们之间的关系，理清是因果关系，还是并列关系，这样就形成了一个有始有终，有主干有枝丫的系统疾病过程的"链条"，总括这个链条的中心环节就是"病机"，这就找到了疾病问题的元凶。这就像剥玉米一样，是一个层层分离的过程。这是"辨证脉学"的一个特色——疾病过程流的认识。一般的临床课和西医都是对疾病过程的横断面的认识，而我们却是诊断出了疾病过程。只有这样才能找出疾病真正的始作俑者。

以上将"识脉"和"审脉"过程分别论述，对于熟练的脉象诊断者两个过程可以同时进行，但是初学者还是应该按部就班来进行脉诊操作。

下面是讲课过程中讨论的精华选段：

徐虎军：

感觉最近半个月大家讨论的内容不断在升级，临床的东西越来越多，也看到了很多闪光的理念。有不少同道碰出闪光的真知灼见，当然最该感谢齐老师，您关于脉学的相关理念是那么的严谨！的确技术是理论的支撑，得不到技术求证的理论还只能是假说，扎实的基础、大胆的想象、合理的推理和闪烁的实践灵感可能是事业突破的必要因素，感谢齐老师的谆谆教导和潜移默化，羡慕您生机勃勃的创业团队，我自己心里一直因有您这样的带路人而倍感自豪！感谢王鹏老师、滕晶老师、驼背人老师、王建鑫老师、松音老师、罗愚老师及各位主持人同学等，使我有机会享受丰盛的脉学盛宴！

王鹏：

感谢徐虎军教授的爱心奉献，深夜不辞劳苦，从中可以看出一个脉学研究者对于脉学的热爱之情和深挚情感。当然我们更应该感谢的是徐教授作为行内高手做出的指教和概括。徐教授是陕西人，教师，精通中医脉学，得到寿小云教授的真传。曾经数次参加世中联脉学会议。他是我们山东脉学界的好朋友。

刘呈祥：

作为初学者，齐老师给我们指明了学脉的正确方向，而修行就要靠自己了。在看书的过程中，我能理解各个要素所代表的特征，也能读懂各个要素的感觉的解释，只是我怎么就体会不出来呢？

史㐌元：

文字记忆和情景记忆是不同的。

齐向华：

最好先诊，能诊出脉象特征再看书。《辨证脉学》就像教太极拳一样，教大家把圈画圆了而已。

张华祚：

齐教授有个做行政的朋友，与金融业相关，没有医学基础。但是对《辨证脉学》非常感兴趣，而且指感很灵敏。不

· 10 ·

到一个月就能摸出脉象特征来，虽然不知道这个特征代表什么意义。我觉得关键还在于自己是否喜好，能否真正把心沉到这里边来。一个外行人都能达到这种程度，更何况咱们呢。万变不离其宗，基础的还是25对脉象要素不同的组合而已。把一块块砖的特性摸透了，想盖楼就可以随心所欲了。

唐慧青：

就像老师说的，关于脉要分局部整体还要有系统、层次、要素，那对于初学者试脉时该是个什么顺序呢？

齐向华：

对初学者脉象学习要循序渐进，开始先练手指感觉，能体会脉中不同的物理因素就行。心理认知的训练需要经历一段时间。就像学射箭，先要练习武功、练架子。基本功最重要，还不能练偏了。不然习惯性的只运用某几种感觉就会走偏，抑制了其他感觉的开发，将来就会遗漏某些脉象要素。先不管特征的意义，能体会出特征就行，越多越好。金伟是速度觉运用得最好，许跃远是形态觉最好。

李京民：

练习的过程中我发现，血流层次的脉象要素提取最为困难。有什么好的方法吗？要透过皮肤、血管壁去感受血流的确不容易啊。

齐向华：

练反应时间。寻找自我的体会为第一，有了特征体会再对书。最好是先找到特征再返回书中去加深体会和意义辨别。实践永远是第一位的，其他都是次要的，理论只是解释的工具而已。实践是检验真理的唯一标准。没有感觉不谈脉象，绝对了点。

滕晶：

脑子里先不要带着脉象要素的框，切诊后自我体会，能够重新回顾非常重要。我认为应以自己的第一感觉为主。这也就是虚静为保，如牛吃草一样，再进行反刍。

史伋元：

《辨证脉学》最大的一个特色是指引脉诊者去关注曾经被忽略的内容。很多感觉都未被开发，导致脉诊关注面狭窄。

习诊所感

主讲人：柳洪胜

今天大家分享的不是具体的细节和技术，而是我跟随恩师学习多年的体会。

2001年的秋天，我刚从本科进入硕士阶段，很新奇，因为有个非常特殊的角色就是跟导师出门诊抄方，抄方时既好奇又害怕，也不敢多问，不知导师什么脾气啊。说实话，在刚到门诊头三个月没和老师说几句话。话说有一天下午，来了一个复诊的病人，腰椎间盘突出，进门后满脸笑容，对齐师说，您这方子太好使了，这么多年就没有这么好使的方子。我拿来一看，六味地黄丸。我顿时大感不解，脑海里迅速地滑过教科书，过了几遍，可是没找到这个腰椎间盘突出有六味地黄丸证的。我问原因，老师轻描淡写地说了一句，典型的肾阴虚的脉象。11年过去了，这个场景一直在我脑海里浮现，之后我就对脉象产生了浓厚的兴趣。

名中医的成功之路多种多样，我们这学派靠的什么呢？靠的不是理论层面的自圆其说，更不是奇谈怪论，也不是引经据典的理论家，我们靠的是实实在在的临床证据！和症状相对的是体征，靠的是证据。所以，当时老师除了传授我脉象之外，特意让我拜儿科的阎兆君主任为师，学习他的舌诊。舌象和脉象二者如果掌握得非常好，可以在临床上把握病人的客观体征，跳出单纯思辨的怪圈，迅速地打开局面。所以，这就是我和阎师师徒关系的由来，我的二导师。走过这十几年，回头看看，感慨良多。

2004 年七月底离开济南的那天我记忆深刻，我待在济南火车站大概两个小时，回味我学习了八年的地方。我用公共电话与恩师告别，禁不住潸然泪下。后来恩师也没法了，让我给阎老师打电话。后来每年的教师节，给两位老师的短信都是：师恩浩大，永生难念。为什么呢？是因为老师传授给我们知识？教我们中医技能？绝不是。老师不善言谈，但用他的实际行动告诉我怎样去做一个堂堂正正的人！我敬仰的是老师们的人品！高尚的人品是优秀人才的前提！真正折服我的不仅仅是老师的技能！

技术层面的东西很多是相通的，只有高尚的人品才能成就更高水平的技术！我们中医平时不仅仅是注意学术方面的进步和技术的长进，更重要的是做人方面的培养。通过看古书，通过向师尊和益友学习，不断地完善自己，逐渐把自身的缺点淡化，把自己的优点彰显出来。心灵的富足更让人有成就感。让我们一起努力，把做人和做事都提升到一个崭新的高度！

满招损，谦受益。对脉学这门学问也一样。有"自我"

才有"心灵的富足感"。咱们怀中着比的热情赶紧钻进去，那总有一天，你自己都会对自己刮目相看！所以，大家摸不到什么不可怕，可怕的是从此不去行动，丧失激情和斗志！古人云：学之者不如好之者，好之者不如乐之者。玩索而有得。其实，说实在的，做好事的真正意义在于自己心理的满足感。

2007 年，老师带我和王鹏大哥第一次去拜访了著名的脉学专家金伟老师，我同样印象至深。金老师非常热情，招待我们，给我们讲金氏脉学。我 1997 年就开始接触金氏脉学了。当年我们山东中医药大学刚上任的校长王新陆，很有魄力，主张弘扬中医学术，请来中医界各种各样的名人讲课，金伟老师就是其中的一位。那时的小礼堂站得满满的。我当时带着从图书馆借来的薄薄的小册子《金氏脉学》，讲完课很多人请金老师诊脉，那叫一个神奇，很多病都诊断得一清二楚。回去后我反复地读书，可还是一窍不通，后来干脆放弃了。

第一次在金老师家请金老师诊脉，紧张极了。他坐在椅子上，谈笑风生，与恩师和王大哥聊着天，手放在我的脉搏上，不久就诊完了。说的结果让我大吃一惊，金老师说我右侧半月板十年前有轻度损伤，左耳听力比右耳低 2.5 分贝，原因是得过中耳炎，头顶部头发略少，有轻度缺锌。我当时就傻在那里了，我初中调皮，上学骑自行车，抓在拉砖的拖拉机的挡板后面，有一次遇到一个好奇的司机，想看我的骑术，把我甩出去了，结果当然是以我的完全失败告终，摔倒后手和膝盖先保护性着地。

　　我很好奇，为什么金老师看似不经意间就把我的情况诊得一清二楚？怎么我诊脉就愁眉苦脸，甚至闭目低头半天不语呢？我想根本原因是境界的不同。记得恩师家里曾有块匾额，不知现在还在不在了，"静观通神"，谁说一心不可二用？比如说咱们体系的脉象要素，咱们诊个脉还要一步一步地去分析，去筛选，去辨别。我想恩师已将脉诊运用得炉火纯青，但是咱们要一步一步走啊。昨天和徐虎军教授切磋之后得知他心理脉象水平高，心中暗自想着也要好好地学习啊。我的心理脉象诊断方面一直是短板，从书架找出《寿氏心理脉学与临床》看，心中无限感慨啊，学无止境啊！现在再看这本书，感受是完全不同的。自从那天齐老师点评过我的处方之后，我第二天突然感觉对谐振有感觉了，在这之前，我对谐振从来都感觉不到，我几乎放弃了。

　　我主要和大家分享这样一个事实——在人格不断修正的同时，坚持并执着地保持热情和激情，很快，你会发现自己变了，心变了，手就巧了，正所谓心灵手巧。我仍然坚持那个观点——有些人是非常不适合学脉诊的，至少在某个阶段是这样的。我们的目的是相互学习，共同提高，希望大家都能有所收获。

对中医心理学研究的思考
及其在失眠症中的应用

主讲人：滕晶

中医心理学是中医学的一个重要分支，它遵循中医学理论体系，其内容涉及中医学研究的一般规律性问题，同时也体现出自身的特殊性和特色。中医心理学理论萌芽于《黄帝内经》，在《诸病源候论》《备急千金要方》《儒门事亲》诸多医籍中也蕴含着丰富的中医心理学的内容，但其内容分散，未被系统地提出和剥离而成为中医学的一个独立的体系。一直以来，中医心理学也并未被作为一个专门的学科来加以研究。直到 1980 年，中医心理学的概念才被正式提出来，相对其他学科而言，中医心理学才刚刚起步，它是一门相当年轻的学科。中医心理学虽有自身的理论体系，但它的形成确实来源于中医的临床实践，并在实践中得到发展，因此，它不是一门纯理论的研究，也包括众多技术层面的内容。随着社会的发展和人们生活水平的提高，心身疾病发病率的增高，人们开始注重心理因素在疾病发生发展中的关键作用，医学模式也从单一的生物医学模式演变为生物-心理-社会医学模式，中医心理学的应用前景越来越广阔。

"心理"是指人的头脑反映客观现实过程，如感觉、直觉、思维、情绪等，或泛指人的思想、感情等内心活动。其实人的心理活动、过程和状态非常复杂，所以人类是特殊高等动物，具有一般动物不具备的情感、情绪和特定的反应和思维，就此而言，以动物实验来复制人类情感的模型相当困难。当年我在北京中医药大学上学时就曾为这个问题去咨询了很多人。"抑郁、焦虑、强迫能在动物身上体现吗？"很多专家摇头，这个模型很难办。从那以后，我们团队对中医心理学的研究，更偏重于在临床上进行患者的实体观察，而不去在动物身上找心理。

在进行今天的讨论之前，我们先借助现代哲学界关于思维的研究成果来阐述一下最基本的概念——"状态"。所谓"状态"，"是事物共时态或历时态在有限时空范围内相干作用的最小单位，是一种功能上彼此间隔的相对独立的单位"。人的心理现象就是特定时刻或时间区间心理信息内容保持相对不变时，心理系统各种要素及关系和功能存在的总和，按"状态论"思路，心理状态就是大脑完成一次相对独立的信息输入、加工、输出的最小功能单位。

状态不同于过程，当心理活动内容变化时，表明已由一种心理状态转变为另一心理状态。很多的脉友会问，"你所说的心理状态与情志病有何不同？"其实人的七情本身是人体具有的一种生理情感，情志的变化实际是机体对外界刺激的一种应激反应，这种反应是即刻变化的，只有当其持续到一定的时间时，才能成为一种状态，这种状态的形成同时也渗入了其人的个性、经历诸多的因素，所以心理状态与情志在内涵上是有区别的。

正常的中医心理状态，蕴含着现代心理学的诸多内容，它就是在特定时刻或时间区间心理信息内容保持健康的认知、思维、情绪等的相对不变。对于正常的心理状态，《内经·上古天真论》中给出了"恬淡虚无"、"精神内守"、"志闲而少欲"、"心安而不惧"、"高下不相慕"这样一个较高的标准，事实上现实生活中的人很难达到上述的境界，不知大家有没有这么高的境界？一般来说，一个正常的心理状态是很难达到的，看似正常的人其实他们的心理也许是不正常的，大家说的正常只是倾向于躯体而已。因此，只要是积极向上、情绪稳定、思维敏捷、认知正确，我们就认为是正常的中医心理状态。

针对这种情况，齐教授在几年前明确地提出了"中医心理紊乱状态"的观点和理论。中医心理紊乱状态就是在特定的时刻和时间区间内，保持着异于正常的心理、情绪、认知等的心理信息内容。其具备两个基本的条件，一是心理信息内容异于正常；二是这种异于正常的心理信息要保持一定的时间性。其实说得简单些，心理的异常变化要持续一段时间；或是面对的心理刺激源过强，你个人的心理承受能力超过极限，在这种情况下，极其容易造成心理状态的异常变化。由心理的紊乱，进而引起脏腑功能的变化，会导致疾病的发生。

因此，心理状态的紊乱是导致诸多精神心理行为性疾病的根本原因。大家还记得上次我提到的病例吗？患者是因失眠来就诊的，但同时存在着贫血，头发早白。就其脉象予以分析，发现患者存在着思虑过度的情况，思则气结，造成脾胃的功能下降，脾运失职，气化乏源，气血不足所以贫血，思虑过度，心神不安，故而失眠。如只用安神药或养血药很难解决其失眠的根本。调治这个病人的失眠要从根本上解决其思虑过度的问题才行。很多的患者来就诊时，只是说失眠，而没有认识到其失眠的缘由在哪。作为医生，如果不懂心理学的基础知识或心理脉象，你很难把握住疾病的根本。

我曾到过北京回龙观医院进修，接触过大量的心理、精神科的患者，精神科的测查工具，心理CT就是回龙观医院研发的。其中有一项就是测谎，患者在计算机上答题，最后计算机经过处理，就可得出患者目前的情绪状态，你要回答的问题中融入了大量的反测问题，如果这些问题你答错了，意味着你在撒谎，所以心理CT目前也用在公安侦破工作中，这些都说明很多人或多或少都在掩饰想表达什么。

作为一名神经科的大夫，临床面对的很多患者都是有心理问题的。面对这些患者如何处理，是否还要走传统辨证的道路，心理疾病与躯体疾病有何不同？处理原则一样吗？答案是不同的，在这种情况下，齐教授构建的中医心理紊乱状态的辨证体系应运而生，用这种体系去诊治患者，临床收到了很好的疗效。中医心理紊乱状态分为五种，这五种状态能够包容目前临床患者出现的各种心理的变化，分别为烦躁焦虑状态、惊悸不安状态、郁闷不舒状态、思虑过度状态、精神萎靡状态。

针对五种状态，我们从失眠症入手进行研究。失眠症是临床上最为常见的心身疾病之一，是指入睡困难、夜间睡眠维持困难和早醒，是睡眠量的不足或质的不佳。失眠症归属于精神科范畴，以此为起点进行研究，是因为神经科门诊至少一半的患者存在着失眠的问题或疾病，患有失眠症的大部分人存在着心理的问题。

既往中医认识失眠往往着眼于夜间睡眠行为的改变，强调以"安神"作为主要的治疗方法，而忽视了患者昼日存在的情绪、心理和认知等方面的异常紊乱，因此临床并未取得满意的疗效。西医用镇静药，中医用安神药，其实思路是一致的，只想改变睡眠，而不去挖掘疾病本身的根源。这都是只看到了结果，未对其疾病整体的过程流进行分析，所以治疗效果不佳或疗效难以持久。

张景岳在《景岳全书·不寐》中曰："不寐证虽病有不一，然唯知邪正二字则尽之矣。盖寐本乎阴，神其主也，神安则寐，神不安则不寐。"人的睡眠和觉醒是由神的活动来主宰，神安则人能进入睡眠，神不安则人不能入睡。中医认为，神涵盖了精神、情绪、意识、思维活动等内容，因此，人的心理状态应归属于神的范畴。人的睡眠和心理状态是密切相关的。人若能心境平和，情绪稳定，无过度的思虑，则神安归其舍，夜间易于入眠。反之，若人心境不安，情绪难和，忧思多虑，则会扰动神明，夜间神不能安其舍，内藏于五脏，就难以安眠。

现代研究也认为失眠不单是睡眠生理紊乱，同时还伴有心理紊乱过程。患者既表现出夜间睡眠行为的改变，白天又有认知功能障碍（如主动性下降、注意力不集中、记忆力下降和思维缓慢）、情感障碍（如易激惹和烦躁）、工作积极性降低（效率下降和白天睡眠）以及社交障碍（如敏感多疑和不愿与外界接触）。

失眠的心理紊乱还体现为患者对睡眠质量主观评估障碍。很多患者来就诊时说好几天没睡眠，其实是不可能的，人若三天不睡眠，就会导致精神紊乱而死亡。他们所谓没睡觉，其实是处于浅睡眠期而已，浅睡期的患者可以听见别人说话，走动，关门等声音。若要改变患者的这种认识，我们通过多导睡眠图的监测就能发现。通过监测患者一昼夜的睡眠情况，可以发现患者的睡眠整体结构，让其明白自己的睡眠情况，我们医院就有多导睡眠监测的检查。失眠症不单是指的睡眠时间，最重要的诊断标准是睡眠质量。周总理，撒切尔夫人都是短睡者，所以不能单以睡眠时间来断定一个人的睡眠情况。因此，要求患者在睡眠监测室睡一夜（8小时左右），医生监测其一夜的睡眠情况，可以较为客观地评估患者的睡眠质量。一般情况下，患者在陌生地方睡眠会更不好。正规来讲，监测患者睡眠都存在着第一晚效应，也就是很多人换环境更加影响睡眠，所以在国外建议先睡一晚，第二晚才做监测。

睡眠医学非常复杂，疾病众多。很多的患者过度关注睡眠，总盼望着吃了药就能睡，这种其实是在不断提醒机体注意睡眠，大脑不能放松，阳气不能潜降，所以治疗效果不佳。因此，在失眠症的诊疗过程中，给患者指明其存在的根本原因为心理状态的紊乱，同时予以相应的药物调整其心理的状态才是治本之法。所以，目前我们治疗失眠症更注重的是调节心理状态的紊乱。

病案一则

刘某，女，52 岁，干部，2012 年 8 月 21 日初诊。

主诉：入睡困难，眠浅易醒 5 年余。

现病史：入睡困难，眠浅易醒，梦多，白天精神差，不愿与人交流，记忆力下降，纳可，大便干，小便频少。

既往史：无重大和特殊疾病史可载。

舌象：舌淡胖，苔薄黄。

脉象：左寸脉粗、热、高、浮，左关尺脉弦、直，左三部脉短、进少退多；右关脉动。

辨证：气滞热盛，心神被扰。

治法：清热行气，镇惊安神。

处方：朱砂 0.5g（冲）　黄连 15g　生地 30g　当归 15g　半夏 9g　苏叶 15g　防风 15g　厚朴 20g　荆芥 15g　白芍 30g　僵蚕 12g　佩兰 20g　甘草 6g

水煎服 7 剂。

二诊时，上述症状减轻，仍有多梦，眠浅，纳可，二便调。舌淡红，苔薄白。左脉弦直、长。右脉柔、缓。

上方去荆芥、佩兰，加远志 12g、柏子仁 15g，以加强养心安神的作用。服 7 剂后，症状缓解。

分析：患者左寸脉"粗"、"热"、"高"、"浮"，表明心经火盛，热邪透发，心神不安；左关尺脉"弦"、"直"表明表示患者过度关注自己病情，桡动脉往往向内侧桡侧腕屈肌贴近；右关脉的"动"是脉搏搏动时血管壁附着的细颤，一种谐振波的增加，表明患者具有多思多虑的个性特点；左三部脉的"短"、"进少退多"表明气机郁闭，气血运行不畅，距离缩短。从脉象的特征可以表征出，该患者的失眠是因为过度的思虑及关注自己的病情，每于入睡时总是担心难以入睡，从而导致气机阻滞，郁久化火，心神不安，更加难以入睡。治疗上朱砂安神丸合用半夏厚朴汤加减以清热安神为主，行气养阴为辅。二诊时，其左脉弦直、长，右脉柔、缓，表明患者的热象和过度关注情况减轻，继服 7 剂后，症状缓解。

下面是讲课过程中讨论的精华选段：

滕晶：

思虑过度，气结，所以中痞不食。反应在脾胃上，表现为想不到吃饭。这就是大脑皮层的某些区域高度兴奋，抑制了其他区域的功能活动，所以在脉象上就会有过度关注脉的脉脊。

齐向华：

有一个现象应该值得反思，失眠用心理咨询的方法效果是肯定的。但是心理咨询能够滋肾阴、清心火、化痰浊吗？

所以，对失眠等心理紊乱疾病要建立一个能够统领所有治法的辨证体系。驱除心理的内鬼，才能使失眠自愈！失眠是人类所特有的疾患，都是人类具有自我意识造成的！虚劳、虚烦不得眠，酸枣仁汤主之。酸枣仁汤治疗的是虚烦还是不得眠？不烦、不急，不气、不惊谁人失眠？尽信书不如无书，得其精髓，开发自己的悟性是最重要的。说这些的目的就是要大家遵照实际情况，开悟自己的心性。

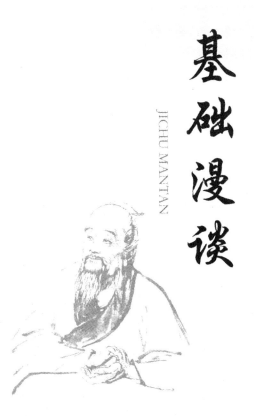

基础漫谈

JICHU MANTAN

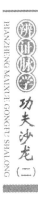

谁主"浮沉"

主讲人：张华祚

今天和各位一起探讨脉象要素之浮沉。

1. 浮沉的定义

浮沉在《辨证脉学》中属于脉搏波要素，是指脉搏搏动在寸口部所处位置的深浅。脉浮是指脉位表浅，即位于皮下浅层；而脉沉是指脉位深下。《脉经》用"持脉轻重法"辨别浮、沉脉，将寸口部位"按之至骨"的实际深度划分为十五个层次，即十五菽。以中间三层为"中"，则一至六层之间为"浮"，十至十五层之间为"沉"。其中，第"十五菽"相当于"按之至骨"的程度，这是沉脉的最大限度。

浮沉可见于整体脉象，也可见于局部脉象。从特征或者表现上讲与传统脉象的差别不大。需要注意的一点是：这里所说的脉象要素浮沉与古籍中所描述的"能浮"、"能沉"是有很大区别的。这在《辨证脉学》中也特意提出来了。后者指的是脉搏波升、降的态势，不是指脉象所在的浮、沉位置。好比速度与加速度之间的关系。"能浮"、"能沉"在以后脉势的探讨中会有专门论述。

关于浮沉的局部脉象好理解，那么整体脉象呢？其实最典型的表现就是同一个人的夏季和冬季脉象比较。夏季整体偏浮，冬季则偏沉。顺应四时。所谓整体，是指三部，寸关尺。这其中寸部相对明显。但并不是说整体的感觉主要来自寸部，整体是要把寸关尺作为一个整体来衡量。打个比方，冬天尺部的力量是 13 菽，关部力量是 8 菽，寸是 6 菽；到了春天，尺部变成 11 菽，关部变成 6 菽，寸是 5 菽。这就是整体的变浮。最好的比较对象还是自己平时的脉象。对于病人，没法知道他平日的脉，这就涉及背景脉象与特征脉象了。可以这样理解，病人的常脉就是背景脉象。比如，病人的体质、性格特征都属于背景脉象的因素。特征脉象则包括病人的疾病特征，目前所处的心理状态特征等。

在进一步说明之前，想跟大家说一下，讨论单对脉象要素的意义是在"理想状态"的前提下。这里所谓的"理想状态"就是抛开其他要素的影响。

2. 浮沉的临床意义

（1）辨个性

性格外向者多脉浮，性格内敛者多脉沉。

个性脉象属于背景脉象的因素之一。个人认为性格外向者与外界环境沟通好。这里所说的外界环境包括自然环境及社会环境。所以脉位紧紧贴在人体内部与自然环境的交界处即皮肤之下，这就是脉浮。相反，性格内敛者自然属于沟通欠佳的，所以脉位偏沉。

（2）辨生活经历

平时从事重体力劳动者多脉浮，脑力劳动、生活安逸者多脉沉。

当然，这里并不是绝对的。我本人是典型的脑力劳动者，刚参加工作的时候，总得积极上进。这样的状态持续一段时间后，感觉自己的脉象较之前明显的"上"，同时伴有寸脉偏"浮"。中医需要"辨证"，更需要"辩证"。

（3）辨表里、虚实

浮脉主表，有力主外感邪气有余，无力主气血亏虚，无力沉潜；沉脉主里，有力主邪气有余，实邪阻滞，无力主气血阴阳亏虚，鼓动乏力。典型的食积病人，右关脉偏沉，但有力。这是由于饮食积滞，脾胃运化障碍，气机运行受到郁闭所致。

（4）辨常脉

李时珍《濒湖脉学》："女子寸分男子尺，四时如此号为平。"是指沉脉见于女性寸部、男性尺部。虽沉脉主里证，有力为里实，无力为里虚，但是一年四季均如此，则为无病的平脉。

（5）辨体质

热性体质脉偏浮，寒性体质脉偏沉。这里的浮沉多见于整体。体质脉象也属于背景脉象的重要因素。总体来说，热性体质气血更为活跃，气机升、出更明显，自然就浮。寒性体质气血敛、降明显，则偏沉。

几天前我左手无名指意外受刀刃伤，出血不少，当时体会左手脉在左寸之外有一边脉，浮、驶、稍偏数，就是寸脉气血激荡，有动跃的感觉。血止住后，这些特征也渐渐弱化。

3. 浮沉要素的辨识

体会浮沉要运用的是定位觉。定位觉属于复合感觉中的一种，它是外界给予人体一个刺激，人体通过反射活动判断出刺激作用于机体某部位的能力。运用定位觉可以感知脉象特征所处的层面、时段等。锻炼感觉的时候可以用三指在水里按住一段漂浮的木头，在水面体会向上的作用力的力度，再往下沉，体会浮力的大小。比较两者之间力度的细微差别对体会浮沉会有所帮助。

4. 脉案举例

病例一

李某，男，44 岁，2010 年 7 月 23 日初诊。

主诉：性欲下降，遗精半年。

现病史：患者半年来性欲下降，遗精，多处求治（具体不详），效果欠佳。现症见：性欲下降，遗精，夫妻性生活不和谐，伴入睡困难，多梦；昼间疲劳，精力欠佳。纳可，大便溏，日二至三行，小便黄。

既往史：胆囊炎、胆结石病史，胆囊切除手术史。

舌象：舌红，苔薄黄。

脉象：

局部脉象：左寸脉沉、弱；左关脉浮、粗；左尺脉凸（前列腺肥大）。左三部整体脉敛、热。右寸脉沉、弱；右关脉凹（B1段中层面断波，胆囊切除手术后）；右尺脉凸（内外侧皆凸，前列腺肥大）、动、热。右三部整体脉粗、强。

整体脉象：下、刚、涩、稠（左手脉略稠）、长、进少退多、来疾去徐、热、动。

脉象分析：患者整体脉象的"热"、"长"、"稠"表明患者素体阳热内盛；左手三部脉"敛"表明时时惦念某位异性，且有强烈的占有欲望；左关脉"浮"、"粗"表征肝火内盛，且对所惦念的异性性欲亢盛；由于思念过重，性欲冲动时时发作，气血运行趋于下焦，导致整体脉象的"下"、"进少退多"、"来疾去徐"；"涩"表征由于遗泄过度，肾精不足；右尺脉的"动"、"热"表征相火时时妄动，精室被扰，精关不固；右三部脉的"粗"、"强"和双手尺脉的"凸"（前列腺肥大）表征思慕过度，气结于下焦，并与瘀血、瘀精相互纠结，阻闭精窍；双寸脉的"沉"、"弱"是气血运行趋于下焦，导致上焦气血不足。其失眠等症都是内心的感情纠结所致；便溏是气血运行趋于下焦的表现。

诊断：遗精。

病机：思慕过度，相火妄动，精关不固。

治法：清热泻火，升清举陷。

处方：葛根30g　黄芩12g　黄连15g　白芍30g　郁金

20g　败酱草 30g　丹皮 20g　皂角刺 12g　升麻 12g　蔓荆子 12g　蝉衣 9g

7剂，水煎服，日1剂。

并嘱以清心寡欲，止念断妄为首要，服药治疗在其次。摘自《辨证脉学》40页遗精案。

病例二

韩某，女，70岁，2010年10月22日初诊。

主诉：胃胀、泛酸半月。

现病史：胃胀、泛酸，恶心欲吐，伴有胸闷、气短，盗汗，头昏，无头晕头痛。便秘，3日一行，小便调。

既往史：冠心病史 30年，高血压病史1年。

舌象：舌暗红，苔薄。

脉象：

局部脉象：左寸脉沉；左关脉浮、敛、深层血流点状凸（甲状腺占位）；左尺脉浮、敛。左三部脉整体高、略强。右寸脉沉；右关脉浮、浅层血流凸（乳腺增生病史）；右尺脉沉。右三部整体脉略高、敛。整体脉象滑、动、稠、脉中无数细线。

脉象分析：患者左关尺"敛"，表示平时个性谨慎，对事情比较在意；左寸"沉"表示有情志郁怒史，生气不得发泄而致气机郁结；左关、尺"浮"表示肝郁气滞，并化火注于下焦；左侧整体脉象的"高"和略"强"，表示肝气郁结，气机结滞，用许跃远脉法评定为胃部胀气。右寸和尺脉的"沉"表示患者性格沉静；右关"浮"是肝木乘脾，肠道胀气；右侧整体脉象的略"高"也是肝气郁结，胃肠胀气；"敛"是患者平时相对孤独，所获得的心理支持较少。整体脉象的"动"是一种迟滞的麻涩感，为肝气郁结的特征脉象；"滑"、"稠"、"脉中拉丝"是肝郁气滞，阻碍水液的正常代谢，痰浊内生。左右手关脉的"凸"表示气机郁滞，痰瘀互结，停积在甲状腺和乳腺。

综合脉象特征的所有内容，可以发现患者的个性因素、心理经历，肝气郁结、肝郁乘克脾胃、肝郁化火下注、气滞水停、气血痰交阻等不同病机层面。

诊断：瘿证。

病机：肝气郁结，痰浊阻痹。

治法：疏肝解郁，活血化痰。

处方：苏梗20g　香附15g　苍术20g　桔梗12g　枳壳15g　陈皮12g　半夏9g　厚朴15g　白芍30g　当归15g　浙贝12g　甘草9g

7剂，水煎服，日1剂。

后经几次调理，治疗过程中患者出现呃气多，肠鸣音增加，大便泻下，小便增多等表现，之后自觉诸证消失。摘自《辨证脉学》34页瘿证案。

浮沉是《辨证脉学》中的一对重要脉象要素，更多的临床意义也需要进一步探讨，希望大家能通过自己不断地学习、理解，结合临床实践，发现并补充不完善的地方。需要提醒大家注意的一点是：学习《辨证脉学》的脉象要素浮沉时，要摒弃大脑里传统28脉中浮沉的临床意义。

下面是讲课过程中讨论的精华选段：

王涛：

"性欲下降，时时惦念某位异性，且有强烈的占有欲望；左关脉'浮'、'粗'表征肝火内盛且对所惦念的异性性欲亢盛；由于思念过重，性欲冲动时时发作。"这个我不明白为什么。而第二个医案为什么不用泻心汤？

张华祚：

这个是一个疾病过程的问题。患者因为时时惦念异性，相火妄动，导致下元固摄乏力，表现为遗精。从发病到患者就诊至少有半年了，精元受损，自然没有性欲了。

每个人的学术思想有差异，对同一病证可能采用不同的方剂。泻心汤偏于苦寒。治疗的是火毒证。病人有明显的火毒表现吗？服用泻心汤，胸闷也许会缓解，但是病因可能还是不能去除。治病还是要考虑全面些。我们现在做的是"方脉相应"，逐步达到有是脉用是药的目的。要把经典学活，而不仅是用经典的条文来卡症状。

史伉元：

用经方应该看到病机而不是对症。有些用经典的只对症状就选方的做法欠妥。以前齐教授说的郁闷不舒状态有用柴胡剂解郁的，有用越鞠丸解郁的，有用半夏厚朴汤解郁的。都需要考虑到脉象和病机的差别。

王鹏：

这个遗精实际是扰动所致，而不仅是收敛的问题。不能把这类疾病理解为通俗的虚证。主要是因为有了脉象作为体征，辨证思路变的不同寻常了。所以要找到用方的依据才行。

史俍元：

有的患者的背景脉和特征脉的性质是相反的。所用的药物就要寒热并用，虚实相并性质相反。患者的素体脾胃虚弱的背景脉与当前局部的溃疡凸凹、局部热感的结合是需要补泻寒热并用的。这是从脉象的角度来分析半夏泻心汤的使用证。再一个问题，疾病发展的过程流要追寻到源头。以半夏泻心汤为例，从狭隘的角度来分析，病机是中焦气机升降失调导致痞闷。但从源头来说，这个病例是因为情志因素导致的气机不畅。齐教授的那个病历是因为心理因素造成的胃肠疾病，一个是因，一个是果，不解决根本只单纯地疏导中焦的话，病情只能得到暂时性的解决。像一条被污染的河流，不解决上游的污染问题，只是不停地想办法净化下游水质肯定是事倍功半。

齐向华：

记得读大学时李克绍教授有句话，读书读到无字处，尤其是《伤寒论》。用经方也要用方用到无字处。我们对"半夏厚朴汤"的理解不就是说明了这一点吗？我们背诵过原文吗？但是却挖掘出了条文背后隐含的机制，所以屡用屡效。"夫人咽中如有炙肉"，字面理解是咽喉部的病，假如感觉在腹中、腿上等等，能用这个方吗？

张华祚：

气可结于任何地方，"咽中如有炙脔"仅仅是一个表现方面。

齐向华：

这样就把该方的真正用途挖掘到了，因为这是一个心理疾病的躯体化表现。活学活用，掌握内核。

张华祚：

解读经典除了要理解字面意思，还要理解条文背后的引申。都说学外语要理解该国的文化背景。感觉学经典也得如此，不能脱离当时的社会背景。

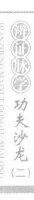

"内外"有别

主讲人：史伖元

先打个比方，脉象要素就好比是相机的基础像素。以红色基础像素为例，它与其他基础像素不同的排列组合，可以构成不同的图像。如出现在人的图像中，可以是嘴唇，可以是血液；在植物的图像中可以代表红花；在鸟类的图像中可以是红色的羽毛。但是仅仅只有一种基础像素是无法构成一幅生动图片的，所以用单一脉象要素以偏概全也是不可取的。

每对要素是分两极化的。认识每对要素实际上是开发了自己的一个新的感觉通道，辨识了一项新的脉象内容。初学的同道，先别着急问"这个脉对什么证，怎么治"。连脉都认不出，正确的辨证治疗就无从谈起。应当先学识脉，再学审脉。

1. 内外的定义

内外是脉的位置的一个标识。如同脉有浮沉的位置差别，它同时也有偏于尺侧缘和桡侧缘的差别，用来标识内外两侧脉与周围组织之间的关系和状况。

"内"是指桡动脉尺侧缘及其与尺侧血管外周组织之间的关系；"外"是指桡动脉桡侧缘及其与桡侧血管外周组织之间的关系。

内外是一对比较简单的要素，希望诸位能通过今晚的讲课掌握这对要素。

内外对应了一个位置内发生的事件。因此把握内外要素的实质需要用定位觉来找到脉管的尺侧和桡侧的位置，并仔细体会其中发生的事件。那什么是定位觉呢？定位觉属于复合感觉中的一种，它是外界给予人体的一个刺激，人体通过反射活动判断出刺激作用于机体某部位的能力。运用手指的位置觉和定位觉可以感知脉象在寸口部显现出的空间位置和脉象特征所处的层面、时段等。

2. 内外的位置

桡动脉的正常位置是在肱桡肌腱与桡侧腕屈肌腱之间下行。

需要另外说的一种情况是，脉管形态未发生变化，但是脉管整体向桡侧或者尺侧缘移位，之前将其归为曲直的范围中，但从位置上来说也有偏内偏外之分，易混淆，特强调说明。

3. 内外的机理

脉体发生内移和外偏的机理目前医学界多从解剖位置上

辨证脉学 BIANZHENG MAIXUE GONGFU SHALONG 功夫沙龙 (二)

进行分析。桡动脉下端是中医脉诊的部位，关于桡动脉的毗邻教科书已有一些介绍，但桡动脉整体运动（如轴心位移）具体与哪些结构有关，目前研究尚少。桡动脉前外侧面邻接肱桡肌深面的筋膜隔，连接比较紧密，没有太多的移动空间。该筋膜隔附于桡骨，近端呈矢状位，远端呈冠状位，分为浅、深两层，包裹桡血管，向内续为前臂深筋膜。桡动脉的内侧连接疏松，有位移的潜在空间。

4. 内外的临床意义

脉管的边界是脉内与脉外周围组织之间的界限和交流的地方。正常情况下内外关系均衡而又协调，内外两侧的脉管的软硬强度、扩张和收缩的幅度、和周围组织间隙的距离从理想角度来说应该是对称和均匀的。不仅是同侧手的桡侧和尺侧如此，左右手也应该相差不大。否则就是破坏了内外之间的平衡，有病理意义了。

在此强调下脉内容物与周围组织的关系。两者之间仅一壁之隔，不仅能代表身体内外环境的交换，也能代表人内心和外部环境的交流。更深层次讲，还能代表人与天地之间的感应。

所以内有脏腑不适，自有象以显于外，如外感寒气于表，脉管外会出现边脉；内有思虑牵挂会有脉刚而敛。

在内外的范畴出现的主要事件有：

（1）内外侧脉管张力变化

刚柔的变化是内外侧差异最常见的情况。可辨性格、心理紊乱状态及邪气侵袭等。有内侧和外侧的脉管壁的张力或质地明显差异的情况，像思虑过度的脉细紧，感受寒邪外袭导致的脉刚，又如疾病刺激导致的局限性的边脉，都属于这一类，需要在内外的范畴辨识。

（2）脉搏波的传导变化

血管壁内外侧的脉搏波传导速度与脉搏内外侧带的差异对于辨识个体的个性是生来有之还是外有所触有一定意义。

（3）桡动脉与周围组织间的关系

①亲疏关系

《脉简补义》："患者风热湿热者，脉多混混不清，中坚边散。"是指湿热证的患者血管壁与周围组织结合紧密，界限不清，模糊状。又有脉搏震动与周围组织关系协调共振，你来我往，热热闹闹。这就属于与周围组织关系密切。例如在应激情况下，愤怒，惊恐或者激烈运动时，脉搏变得激荡，而周围组织也给予回应。共同变化，共同发展。这个可以用"协同"这个词来诠释。

以怒脉为例：怒脉为左关附近的震动，周围组织伴随愤怒的情感而局限膨胀隆起，指下血管壁和局部组织产生共振现象，使脉搏显得洪大而有力。

相反，与周围组织关系不密切的，脉与周围组织"各自为政"。我们常说的孤独脉象，与周围组织震动很少，冷冷清清。另外从生理年龄脉象上来说，老人的脉就与周围组织之间的撼动减弱，显得弦直。这个从解剖学角度来说，老年人深筋膜纤维稀疏，较薄，肌肉多有萎缩，筋膜下间隙、血管外间隙都相对较宽，故而老年人脉搏弦直。

又有脉搏孤立搏动，没对周围组织形成撼动，代表元气大伤。《内经》中提到的真脏脉就是指此。

还有体质差别的。木型人的脉管撼动性强，与周围组织之间回应密切；而金行人的内外脉管很明显的突兀出来，与周围组织有界限感。

另外，脉搏的运动除了波涛起伏外，还有敛散的运动态势，这个敛散扩张与收缩的运动态势和加速度的变化就是在脉管内外的位置上进行体会的。

②附脉

附脉是指在疾病状态下，随着脉搏搏动在血管壁外时隐时现的"线状脉"。《蠢子医》中记载："右寸外边倒一线，右膀疼痛不能堪；左寸外边倒一线，左膀疼痛不能堪；右寸里边倒一线，喉疼喉干不能堪；左寸里倒一线，心疼心热不能堪。"就是对这种脉象的典型描述。

齐老师的脉象系统对应的方剂中，其中有个香薷散。这个方子对应的脉证是什么样的呢？"刚、稠、滑、桡动脉与周围组织界限模糊"。其中的"刚"和"模糊"就是内外发生的事件。外感寒邪内里湿邪阻滞，当然湿邪不光是"模糊"就能独断。这个我们以前就说过，不能凭借单因素片面定性。不过再加上"稠"、"滑"，在此二者和"模糊"的共同指向下就明朗多了。

下面是讲课过程中讨论的精华选段：

齐向华：

补充一点，桡侧壁及周围组织主表，主躯干和肌肉等的病变；尺侧壁及周围组织主里，主脏腑的病变。而且表不单指肌表，凡是与外界相通的都属表。有一个特例还应该说明下，就是低蛋白水肿的病人，由于皮下组织水分的增多，古人称"按之如泥"。由于全身的皮肤按之都有这种感觉，所以就没写进脉象要素的特征中。需要提醒大家注意的是，这并不属于背景脉范畴，而是血管周围组织的感觉。这应该不是脉象的范畴，是皮肤按诊的范畴，由于给人感觉和脉象一样，所以做特例处理。

　　史俍元：

　　老师书里摘录的彭应天先生的经验：桂枝脉证，是左手寸关尺三部脉管壁之间内侧面另出现线状脉一条，和血管相平行，与脉管壁相形处于若即若离之间随脉搏跳动；防风脉证是浮取右手三部脉管壁外侧，紧邻血管壁处有一线状脉，随脉搏跳动。有的患者因为心理状态的原因，常常出现慢性紧张状态，在颈背部位连同头部出现疼痛，肩部肌肉发紧不放松，在脉上有明显的边脉，从寸外延至关上。这类患者主诉头痛的，也多是肌肉紧张性头痛。

　　唐慧青：

　　可是桂枝汤治外感表虚证，为什么线状脉在内侧？

　　齐向华：

　　这是彭老先生自己的体会。我体会还是外寒袭表在桡侧，外寒直中入里在尺侧。

脉象中敛散与粗细的意义

主讲人：丁晓

相信大家都已经仔细的读过《辨证脉学》了，并且脉象要素的讲课也已经进行了一半。在讲课之初，我有几个问题想和大家一起探讨一下。

1.《辨证脉学》的形成，是在系统论的基础上，运用中医学理论，结合物理学、信息学、心理学、神经生理学的相关知识，形成的新型、涉及多学科知识的脉学体系。因此，我想问，辨证脉学的物理学知识体现在哪里？是如何与神经生理学知识相结合的？信息学的内容是如何被人体所拾获的？

2. 脉势是什么？脉势的内在物理特性是什么？

3. 脉势与脉形的关系是什么？实际临证时，二者应该如何把握？

说完三个问题，不知大家有何想法。课前疑问放在这里，带着这几个问题，我们的脉象要素讨论开始。

血管在心脏的动力和血管壁张力的作用下，在周向上，沿轴向半径做收缩和扩张运动。在生理状态下，血管在周向上收缩和扩张的运动幅度保持动态平衡，保持血压的稳定和组织器官的血供。在心理因素、形体疾病等的病理作用下，收缩与扩张的动态平衡被打破，而表现为扩张不及迅速回敛，或扩张有余而回敛不及等状态。血管在周向横径上的收扩运动，导致了脉管粗与细的形态变化。

周向是指垂直于血流方向的血管的冠状断面的直径。简单地说，就是你面对血管时，看到的类圆形的血管断面的半径或者直径。

1. 敛散

敛、散指桡动脉血管收缩和舒张运动的态势。敛是桡动脉搏动扩张有限而迅速回敛，动脉壁与周围组织间界限清晰；散是桡动脉搏动扩张有余而回敛态势不足，动脉壁与周围组织界限不清晰。敛、散可见于整体脉象也可见于局部脉象。

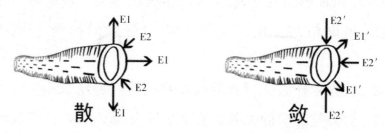

敛散示意图

图注：E1、E1'表示扩张的势能，E2、E2'表示收缩的势能。当整体脉管的 E1、E1'之和大于 E2、E2'之和时，脉管的相对运动以扩张为主；当E1、E1'之和小于E2、E2'之和时，脉管的相对运动以收缩为主。

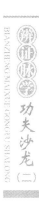

血管的扩张与收缩运动属于流体运动的范畴，但凡运动都符合一定的运动学规律。

我们选取某一半径上的单一运动微团作为研究对象，单取这个微团作为研究对象，符合机械运动的物理模型。首先声明一点，在这里我们不涉及微观层面的运动。我们选择的此理想化的运动微团也可以称为质点，微观无限大，宏观无限小，可以认为是在血管运动宏观层面的最小单位。V1表示扩张的速度，V2表示收敛的速度。在一次完整的血管扩张和收敛的运动中，V1从0开始增加，当增加至最大值时，逐渐减小，当减小到0时，血管扩张运动停止；血管运动反向加速，即V2，当增加至最大值时，V2开始减小，当减小到0时，血管运动又反向加速，即V1'。如此进行周而复始的不等量循环。

在机械运动的物理模型中，动能 $E = mv^2/2$。速度的变化引起势能的变化，势能变化的相对趋势影响敛散的相对平衡。从上面可以看出，势能的相对变化是速度变化的直接结果。而速度变化的内在原因是加速度。因此，归根结底地说，加速度是势能变化的内在因素。因此，我们就可以这样说，是加速度的变化引起了血管轴向的收缩和扩张运动。也就是说，血管收缩和扩张的态势，转变为我们人体可以感受到的物理量，就是加速度。

我们上面这个理想化的运动模型，是简单地截取单一半径方向上的微团作为研究对象。根据速度的作用原理，血管轴向上所有半径方向的速度变化在时间和空间之合，最终形成血管的收缩和扩张运动。这种运动态势的变化就是指加速度的变化。因此，在感受敛散的脉象要素时，需要运用人体的运动觉。

此外，要注意与桡动脉刚柔和粗细进行鉴别。

与刚柔的鉴别：刚柔是指脉管壁的张力，与敛散没有直接的关系。但是刚常常与敛、细合并出现，表征机体心理张力增加、感受寒邪等气机收敛的实性病机。柔常常与散、粗合并出现，表征机体的心理张力低、欲求不多，或感受湿邪、气虚收敛不及的虚性病机。

与粗细的鉴别方面，等讲完粗细脉象要素时，一并论述。

敛、散的临床意义

（1）辨寒热

中医学认为，热则发散，寒则收引，故感受寒邪，经脉拘急，则脉管扩张不及而见"敛"象；感受热邪，经脉弛张，血中邪热透发，则脉管扩张有余而见"散"象。

（2）辨气之虚实

气具有统摄功能，正气充足，统摄有力则脉见"敛"象；气虚统摄乏力则脉见"散"象，如《医灯续焰》所说："其脉弦者，弦为阴脉，敛束急直，无抑扬鼓动之势，正阳运之不足也。"

（3）辨心理状态

在心理脉象中"敛"多表示心理张力较高，表明有紧张、关注、贪欲等；散则表示心理张力较低，大大咧咧或无欲无求。

2. 粗细

粗、细是指脉动应指的轴向范围大小，即手指感觉到的脉动粗细。脉动应指范围宽大的为粗，而应指范围狭小的为细。

在经典脉学中粗、细脉象均是纲领性脉象。粗类脉主要有大脉、洪脉、实脉、芤脉等，细类脉主要有细脉、微脉、弱脉、濡脉等。有人研究认为，平人脉宽大约在 2.7mm 左右，脉宽大于寻常为大脉，小于寻常为细脉。

粗、细的临床意义

（1）分析体质

素体脉粗表示气血旺盛；素体脉细表示气血较弱，脉道不充。

（2）判断虚实

虚、实是八纲辨证之一，疾病过程中脉象变粗，有力者则为火热充斥体内，"粗大者，阴不足阳有余，为热中也"。脉象变细则表示气血阴阳耗损，沉细有力者则为痰浊、瘀血阻闭等。

（3）判断机体气血运行态势

脉象要素之"细"的特征在弦脉中的论述多见，多表示气血运行收敛不舒，主拘紧。《脉诀刊误》中云"此血气收敛不舒之候"，"主拘急"；《脉诀乳海》："状若筝弦，气血收敛也"。另外，固有的沉细脉见于"六阴脉"之人，是一种生理变异，不属于病态脉象。

（4）判断心理状态

心地平和之人脉象粗；平素细心胆怯之人或思虑操劳者则脉象细。

我们以前经常强调一个问题，就是"势以形显"。脉管在轴向横径上的运动态势，显示在脉管的空间结构上，就是粗细的变化。注意，在这里我是用的"粗细的变化"，而不是"粗细"。原因在于：桡动脉横切面是呈横径稍大，纵径稍小的椭圆形，其横径大小随血管的充盈度、管壁的弹性以及管周压力的变化而变化。如血管充盈度增大，管壁弹性好，管壁弹性阻力减小，管周组织张力降低，则脉道粗。反之则脉道细。敛散属于脉势的范畴，粗细属于脉形的范畴。

需要指出的是，由于皮肤与脉道周围软组织的影响和脉道的轴向运动，指感宽度不完全与血管的实际粗细相等。所以，在外周组织和血管充盈度的影响下，脉敛者脉不一定细，脉散者，脉不一定粗。这里的粗细，是按照一般人群的脉管的粗细程度。因此，在诊脉时，不要专注于脉管在空间结构上某一时间点的粗细，一定要在时间轴上动态观察。或者，最直接的一点，暂时忽略粗细所表征的意义，直接观测脉管的敛散，然后再分析敛散与粗细及其他脉象要素的联系，综合判断疾病过程流。

3. 脉案一则

某女，50 岁。以腹胀多日就诊。就诊时发现患者淡漠，反应迟钝，双眼无神。察其脉：轻触双手谐振波（思虑过度），按至脉管壁则脉粗，敛，刚；脉管壁厚，脉内容物稠浊；脉的高峰有动荡不安之感；整体脉势滞缓，来去坡势不显。辨证属于思虑过度合惊悸不安状态。脉证分析：思虑过度，气血不能舒展，故脉刚、敛，整体脉势滞缓，来去坡势不显，虽脉粗，但敛势存在，说明正气不衰，气血功能尚正常。脉厚，脉内容物稠浊，土行人体质的脉象特点。脉的高峰有动荡不安之感是惊悸不安状态的脉象特点，但是临床上惊悸不安的脉象特点更应该从谐振波上探查。方药处以半夏厚朴汤合白鲜皮、桑白皮之类。

方中白鲜皮的应用是齐教授的用法。在这里，白鲜皮的中药学功效清热燥湿，祛风解毒，可以治疗机体受风邪毒导致皮疹、风疹、湿疹等。齐教授用白鲜皮治疗躯体疾病的功效，取象比类，用来治疗心理疾病。俗话说是，心理比较敏感，容易受惊，一般多见于金型人。

排除外周组织和血管内容物方面，敛散是粗细的内在机理。但是理想终究是理想，这种内在机理的规律性也不都是成立的。当初我在学习这两对脉象要素的时候，总是从浅层面去理解敛散，后来在和齐老师多次交流中，最终让自己对敛散与横向加速度的联系建立起来。这是敛散这对要素物理属性的确定，以后我们会开始脉势要素的讲解。希望大家能从敛散这对比较简单的加速度变化的脉势要素开始，触类旁通，更好地理解其他的脉势要素。

其实，我一直在考虑一个问题。或许这个问题大家也都想到了。我们摸到的脉，就是脉的真实存在吗？西医很奇怪桡动脉为何能摸出这么多内容？不就是脉动、心跳吗？可是，从心跳到脉动，再到脉象，已经附加了许多内容了。我们摸到的脉象，可以不是"心跳"，它只是我们头脑中的东西，并且因人而异。就单从历代的医家对脉的定位来说就有分歧，但是不影响各自成为大家。《诊宗三昧》在谈到脉位时说到"皆是也，皆非也，似是而非也。要知两手三部，咸非脏腑定位，不过假道以行诸经之气耳。"

至于文章中对现代科学的使用和解析，只是为了让大家更好地理解，各种理论皆是帮助我们探索未知的工具，拿来为我所用，但不是金科玉律，希望大家都能从中领悟到自己的东西。

近日着重讲的两个问题，第一，敛散之脉势与加速度的问题；第二，敛散之脉势与脉形的关系。其余的内容，相信大家都能够从书中的记载和在群里的讨论触类旁通了，也相信大家已经得到讲课之前那三个问题的答案了。

简单而奥妙的"迟数"

主讲人：张华祚

　　《素问·平人气象论》说："人一呼脉再动，一吸脉亦再动，呼吸定息脉五动。闰以太息，命曰平人。平人者不病也，常以不病调病人，医不病，故为病人平息以调之为法。"由此可见，《内经》是以一息四五至为正常至数，这是符合实际情况的。这就是"知常衡变"中的常。一呼一吸称之为一息。古代典籍中就有论及迟数。《脉经》记载迟脉"一吸三至，去来极迟"；《濒湖脉学》《医学入门》均认为迟脉的特点是"一息三至"。"一吸三至"大约相当于现代的每分钟50次脉搏跳动。数脉的诊断标准是"六至为数"，相当于现代每分钟脉搏次数多于90次，后世医家多遵循这种规范。

　　值得讨论的是，古代文献中有三部脉中一部独迟、独数的记载，《素问·三部九候论》曰："察九候……独疾者病，独迟者病。"《脉经》言："关脉迟，胃中寒"，"尺脉迟，下焦有寒"；"关脉数，胃中有客热"，"尺脉数，恶寒，脐下热痛，小便赤黄"。后世的记载更多。寸关尺三部脉本是一气鼓动，迟数怎么能分部出现以主病？这涉及《脉经》对迟、数脉定义的另外一层含义。迟脉不但是一息三至以下，而且有"去来极慢"迟慢怠缓之感；数脉不但是"一息六至"以上，而且有"去来促急"的急迫迅驰之意。事实上这是血液流动过程中速度均衡性破坏，出现了某个局部速度减慢和加速度变化的结果。数脉是单因素脉象，只反映脉的至数的加快，除此之外，不含其他条件。凡一息六至或六至以上，皆为数脉。而"去来促急"，仅是脉的"至数"达到"一息六至"或超过"一息六至"附加的指感特征。这里就涉及齐教授一直强调的一个问题，读经典或者文献不能仅从字面理解，还要结合一定的时代背景。仅靠望文生义，结果通常会失之毫厘谬以千里。现在大中专院校所用的《中医诊断学》将迟脉定义为"脉来迟慢，一息不足四至（相当于每分钟脉搏在 60 次以下）。"

1. 迟数的内涵

迟脉的脉象特点是脉管搏动的频率小于正常脉率；数脉定义为"脉来急促，一息五至以上而不满七至"。数脉的脉象特点是脉率较正常为快，脉搏每分钟约在 90～130 次之间。脉象要素的迟数含义与二十八脉中的迟数有差异。数脉是指脉率的快，但《素问·脉要精微论》中"数则烦心"，此处的"数"不是指脉搏频率的快，而是指烦躁状态时脉搏搏动的谐振波频率和幅度的增加，导致脉搏动跃不稳的感觉，古人称之为"如数"脉。因此，数脉的意义就包含了脉搏频率快和谐振波增加的双重含义。迟脉是指脉率的慢，但也被赋予了其他的含义。如《脉诀阐微》说："迟为困乏，迟者言俟之而不能进也。行百里者半九十，非迟之谓乎。是其力乏神困，欲进而不能，非可进而不肯进也。"显然这是讲的脉搏波传导速度和血流速度减慢，应该是缓的内容。这是齐教授在充分挖掘古籍的基础上，经过临床验证总结而来的。迟数见于整体脉象。

2. 迟数的意义

(1) 辨别疾病的寒热

"迟则脏病为寒"，阴寒内盛或阳气不足，鼓动血行无力故脉迟，有力实寒，无力虚寒。"数则腑病为热"，有力实火，无力虚火，浮数表热，沉数里热，细数阴虚。但是并不完全符合临床事实。因此，古人提出了补充性的认识"腑病亦有迟脉，脏病亦有数脉，以迟数别脏腑，固不可执，而以迟数分寒热，亦有未尽然者……若迟而有力更兼涩滞，举按皆然者，乃热邪壅结，隧道不利，失其常度，故脉反呈迟象。"（《难经正义》）即使表现出的寒热与迟数相符，还有寒热的真假。储种山曰："凡病寒热，当以迟数为标，虚实为本。且如证见数脉，按之不鼓而虚者，为元气不足，虚火游行于外，此非真热，乃假热也，作不足治之。如诊而实，方为真也。且如寒证见迟脉，诊之鼓击而实，为邪火伏匿于中，亦非真寒，乃假寒也，当做有余治之，如诊而虚，方是真寒。"（《四诊抉微》）经典脉学以脉迟数判定疾病的寒热属性，并有大量的文字论述寒热之虚实真假的脉象鉴别特征，但是在临床实践中，以脉之迟数定寒热亦不足为凭。齐教授多应用脉象要素的"寒热"来判定疾病的寒热属性，详细论述在之前的"寒热"中已经探讨过。

（2）辨病因病机

①气津亏虚

大病伤耗机体正气，气血津液不足，运行无力而脉迟。河间云："热盛自汗，吐利过极，则气液虚损，脉亦迟而不能数，此又营气不足，复为热伤，不能运动热邪，反为所阻，失其转输之机，故缓慢而行迟也。"（《难经正义》）

②气滞血瘀

有形之邪阻闭，气血运行不畅，则脉迟。"迟脉主脏，阳气潜伏"（《四言举要》），故迟脉又主癥瘕等证。迟数要素的辨别属于率律识别的范围。感知部位在寸口整体，适用中等指力感知。要运用的感觉通道则是速度觉。可导致脉迟的常见原因有气机运行不利（思虑过度、郁闷不舒、精神萎靡状态等）、阳虚脏寒、性格宽缓、感受外邪、劳力耗气、饮食积滞等。气机运行不利：在香苏散证中，内有情志所伤，心理活动一旦过激，就会停留在某种心理紊乱状态之中，导致气血运行紊乱，成为发生躯体性疾病的宿根，正气不得外出肌表以抵御外邪，则易于导致邪气的侵袭，发生外感性疾病。当这种状态为思虑过度或者郁闷不舒时，气机运行不利则会出现迟的要素。这里的迟是含有心理脉象的成分。精神萎靡状态则是极度心理疲劳，导致脉搏起始段无力，特别是金氏脉法的 A1 点有迟缓怠慢的感觉。

③感受外邪

寒为阴邪，易伤阳气，且寒性凝滞，故而感受寒邪之后，阳气受损，或阳气郁闭于内，鼓动气血运行不利，则见迟、缓。

④阳虚脏寒

阳气不足，体内虚寒，推动不利，血行迟缓，表现为面色苍白，四肢末梢厥冷。则会显现脉象要素的迟。

⑤性格宽缓

此种性格的人处事不急躁，甚至是与人无争，久则气血活力降低，见脉迟。

⑥劳力耗气

长期努力劳作，劳则气耗，气虚无力推动血液运行，导致血流速度缓慢和心率偏低，则有脉迟的要素。

此外，"敛散"也可见于此种情况，两个要素可以联系起来看的。

（3）辨疾病的预后

脉象的迟数可以预示疾病正气的盛衰和病情发展，"迟脉……痼疾得之则善，新疾得之，则正气虚惫，疮肿得之，溃后自痊"。（《奇效良方》）

下面跟大家分享病案一则。

2012 年 9 月份一位领导带他家人前来诊脉。患者是位清瘦的女性，53 岁，从外表上看身体有些单薄。一搭手的整体感觉就是整体来去和和袅袅，从容有度。脉象偏迟，一息也就刚刚四至，脉清、长、深。左手脉下，尺敛。我跟患者说的第一句话便是：您这人比较有悟性，适合参佛悟道。通俗点来讲，就是心态很好，不争名夺利，相对比较大度。患者也说以前去名山大川旅游的时候，很多高人说她有慧根。但同时问题也来了，正是这样的心态，导致气血活力欠佳，身体胸腔以上有些缺血，左侧明显，脉深则是心脏收缩力减弱，脉搏达不到高峰段就下落。左尺敛说明小时候家人对患者挺好，甚至有些过度关爱。患者说她在家里是老幺，父母也确实比较偏爱她，姐姐们也让着她。左脉长则说明比较长寿。右手脉上，近鱼际偏尺侧稍动，寸外、关偏凉，尺沉，有点枯、敛。问她是否右侧脑袋经常有血管跳动性的感觉，甚至偶尔有点疼痛，患者都予以肯定。然后右肩受凉，伸展不开，肠道怕凉，易腹泻。同时，工作环境造就了小心谨慎的习惯。后来患者告知，她在单位里是做会计。整体脉偏迟是因为身体底子不错，应该是做过运动员。患者说中学时曾经练过 4 年长跑，加上性格上的从容宽缓就出现了这个"迟"。嘱患者注意调养，适当增加运动以增强气血活力，但不要过度，否则会加重心脏的负担。多喝粥类，适当养阴。调整一段时间看看气机能否顺畅过来，若效不显再用药。

　　紧接着就诊的是患者的姐姐，两个人的脉形极为相似，也长，敛，偏清。但整体细一些，脉搏不至的感觉更明显，心理疲劳程度更重。但姐姐的心理状态远不及妹妹，谐振波多而杂乱，易胡思乱想，睡眠不好等等。虽然姐姐也是做会计的，但是生活琐事比较多，过度关注自己的身体健康，易钻牛角尖。姐姐嫌中药太苦，不想服药。给她的建议就是清心，练瑜伽等等。通过运动来锻炼身体，把自己折腾得连胡思乱想的力气都没有的时候，这些问题也就解决了一大半了。遗传基础差不多的两姐妹，为何脉象差异会如此之大？生活环境的不同，境遇的差异都在其中扮演着重要的角色。妹妹的老公见我说的还比较符合，也要求诊脉。他的脉明显偏数，粗，厚，关尤为明显。典型的土形人，能吃能喝，也就是有点儿血稠，血脂高点儿，其他都没什么问题。心态也非常好，不大计较的那种感觉。这样的两口子在一块儿，估计连吵架都不会有吧。他的脉偏数纯粹就是积食化热的表现，身体上无明显不适，就是嘱咐他得注意保护自己的胃了，虽然是土形人，这位患者的鼻头明显增厚，脾胃厚，但是慢慢到了年纪，得注意了，不能冷热寒凉都随便吃了。

在敛散的基础上，加上脉管壁的刚、脉管形细、脉管的动荡、脉强，就是紧脉。举个简单的例子，心理张力高的人脉肯定要比正常人要紧，甚至敛成细线状，这样的人倒不一定有寒的体征。之前提到多次的思虑过度状态，至于为何会敛、散。我想更多的是因为身体气机的出、入两种运动方式。

要懂得 "进退" 之道

主讲人：史伎元

1. 进退的定义

进退是指什么呢？《周易·系辞上》："变化者，进退之象也。"前面介绍的脉象要素除左右要素之外，要素的两端都是代表两极化的标志，像南极北极两个坐标一样，越偏离，病理意义越强。但是今天讨论进退要素除去这层意思外，还代表了另一个含义：血液的运动形式，进退代表了血液运行的模式。

有人说，血液不就是从心脏泵出来从近心端向远心端流淌么，何来进退之说？从整体的运动结果来说，血流是不断向前运动的，但血流不是一马平川地从头流到底，它是采用前进停顿又接力前进的方式——震荡。

（1）现代研究

动脉脉搏波是心脏泵血时血管内的压力变化波形，它会随着动脉树向动脉末端传播。脉搏波有两个组成部分：前进波和反射波。前进波是心脏收缩时产生的，它会沿着大动脉传播并且会被动脉分叉反射回来。对于正常的人来说，反射波通常在舒张期返回，即心脏主动脉辨关闭后。反射波会和前进波交汇形成一个切迹。个人认为产生这样形式的原因是加速的不均匀。主要机理有二，鄙人慎言细语解释之。

因为心脏泵血的过程不是连续的（存在舒张期的停顿），在收缩期和舒张期血流的速度有快慢的区别，加速度是不断减小的，但未减小到最小时在心脏的再次搏动下，后一波动力足的血流又来承上，加速度又重新不断增大，血流接过接力棒继续向前跑，循环如此，但尽管如此，外周的血流的最后传导速度要远远慢于近心端大动脉内的速度。

第二个机理离不开脉管的收缩与扩张运动。心脏的收缩与扩张可以收纳血液并可以泵出血液，虽然说心脏中有各个严密的心脏瓣膜，但从整体的运动态势来说，动脉的这种一收一缩的模式是类同于心脏的作用模式，对血液的继续传导有辅助作用。脉管的收缩运动阻碍了血流的前行，却为后续到来的动力积攒了更大的能量。出拳先缩拳，厚积薄发。而这种做功形式加强了血流的这种震荡运动的产生。再看静脉，因其为缺乏肌肉的弹力组织，难有对能量的蓄积和迸发之力，所以需要有静脉瓣，来阻挡血流的回流，促进血流前进。因此说动脉的扩张收缩运动在血液运行中起到重要作用。

动脉的收缩扩张也是类同于此，功能强大就除去结构了，由于动脉有强大的收缩扩张功能，可以保持血液继续向前流动，便取代了类似静脉瓣的结构。理解脉内血流进退的概念，退，并不是真的倒流回去，是因为加速的变化一停顿，在惯性的感觉下好像后退了。像行驶的车突然刹车或加速，人体发生前俯和后仰的现象一样，是相对运动的结果。

引用《辨证脉学》中的一段话：台湾王唯工教授研究认为，血液自心脏流出后，在碰到升主动脉后，其中 2/3 是往返振动的，仅 1/3 向前流。血液往返振动的驱动力来自于血液受血管收缩和舒张的挤压，器官亦如此。因为这种往返振动的作用，血液才不会凝固。前边是讲的进退的震荡模式，下面再讲进退的取类比象及与来去的差异。

（2）进退的取类比象

那这个震荡到底是怎么个情况，如何体会？什么指感？我们从生活里的现象来理解。把指下的触觉转换为视觉。血液的这种运行方式，是最贴近波浪的运动。所谓后浪推前浪，才把波浪一层一层的推到海岸边。在两浪的空隙间就造成了停顿后退的深感觉。

有一个我亲自做过的小实验，就是自己造一个简单而纯粹的波浪——涟漪。用大盆灌水，在水平如镜的水面上滴一滴水，然后就会产生漂亮的涟漪，一层一层的扩散出去。在涟漪的稍微远点地方放了一个很小的纸片。迎光就可以看见纸片在一圈一圈涟漪的扩散下，纸片的运动是一前一后的震荡前行。

《医灯续焰》："气如橐瀹，血如波澜……波，微浪也，涌叠而前；澜，回澜也，旋涡而返。"橐瀹是指可以进气和出气的风箱。血如波澜，古人早有认识，比喻恰切啊！再有心者，可以在量血压的时候观察水银汞柱。水银在下降的时候随着脉搏的搏动，是有微小的回反的。利用这个原理做客观化研究是可行的。

（3）"进退"与"来去"的差别与联系

总体来说就是脉搏波的上升支和下降支，波浪的分层，表面的涌动大，底部深沉。表面的起伏和跌宕造成了上升支和下降支的形态。我们可以从海浪明显地看出波涛的上升支和下降支。从桡动脉的生理分布上来看，底部有深组织，而浅部则组织疏松接近皮肤。脉管的深层组织阻碍了像表面这样没有束缚的向外扩散，注定是偏于皮肤表层的脉波更活跃和明显。而血流内的有分层，层流的速度不尽相同，偏于两侧的速度慢，中心轴部的血流更趋于直线运动，速度快。既往对血流动力学的研究多从血液黏滞度等参数来研究，但是个人认为参与血流的运动方式也是研究血流动力学的重要指标。表层是曲线运动，轴心偏于直线运动。

提出以上的知识点是想说明几个问题：

第一，把握进退要素的关键部位是在血流的轴心层面。偏于表面的容易被起伏的曲线运动混淆或者难以体会。

第二，这个起落产生的上升和下降支是不是我们平日里摸到的上升支和下降支的指感物质对象？关于这一点，我还和重视脉诊物质对象的罗愚老师讨论过。

前面虽然以海浪为喻来比喻血之波澜。但是实际在血液的波澜运动之外，还有一层脉体的束缚。脉内血液的质地和脉管的质地是截然不同的。在心脏一收缩的瞬间，产生的震动会迅速沿着脉管壁传播，而且相对固体的传导，血液的传导速度是很慢的。一般而言，脉搏搏动在桡动脉壁上的传导速度要快于血流速度，桡动脉脉搏波的传导速度为 7～10 米/秒。所以脉波（我指血流产生的波动）和脉搏波的概念应该是有区别的，而现在多是混称。

"随着心脏的间歇性收缩和舒张，血液压力、血流速度和血流量的脉动以及血管壁的变形和振动在血管系统中的传播，统称为脉搏波或脉搏波在血管中的传播。"每个质点在不同时段位置的连线造就了不同的上升支和下降支。平时我们绘测的脉搏图一般都是指的脉搏波。我们摸到的上升支和下降支可能是脉管传导、血液波动以及前后反射波的综合作用。

脉搏波传播问题是医学和力学的交叉学科问题，涉及医学、生物力学、流体力学、计算流体力学和数学等多种学科知识。关于脉搏波的问题，个人用功还太少。搜集了一篇文章基本囊括了脉搏波的研究历史。以后供大家共同参阅。

所以我们摸到脉象的物质对象到底是谁，是值得我们深思的问题。学脉诊，进得去，出得来。微观脉诊要细致入微，但也不能钻进牛角尖，忘了意境和整体性。

脉象要素中进、退是指血液从尺至寸和从寸至尺振荡式行进的态势，从尺至寸谓之进，从寸还至尺中谓之退。一进一退横贯整个三部，见于整体脉象，常与疾、上下、寒热、粗细等脉象要素相联系。

每个人进的距离和退的距离有差异，主要看二者的比例。这就到了我们说的进退第二层意思了——真正作为脉象要素标志疾病病理变化的两端，是进的多还是退的多？前进三分，退回二分，保留一分是正常情况。若进的多，很少往返，则叫进多退少，在齐老师的医案里有不少这样的描述。若是进的少，退的多，血液推不出去，叫进少退多，也是病理的情况。

2. 进退的临床意义

齐老师常做的比喻就是农家灌溉地，用水浇地的时候都是水流细缓或者喷洒灌溉的。用水管浇地水流急了，全都直接顺地表流走，一点都没有滋润到庄稼。我们的动脉血中承载着身体需要的各种营养，中医行话叫精微物质。最终的交换场所是在毛细血管，就是人体血管最远端。从主干分支下来，数不清的枝干分化成数不清的毛细血管。血流从主干下来是要流到分支才能实现。就是靠着进退这一退的态势，有个缓和停顿，主干里的血就有机会流到分叉口里去。好比高速行驶的车根本没法卸货，只有停车才能卸货。

进多退少的病理情况，不仅不能把血脉的精微物质带到周围去濡润，还能产生虹吸状态，把周围血管里的血液都吸到主干中快速传导运行。这下好了，主干里面承受好大的压力，周围又干枯的得不到营养。这就是为啥有些脑梗死患者多普勒检查血流不缺血，甚至有的血流丰富反而出现梗死，又有脑出血患者伴随脑梗死的病情。

回到开篇那句话:《周易·系辞上》:"变化者,进退之象也。"进退有变才得以化生长啊,这一病理变化多对应中医气为血之帅之理。进退是阴血层面的内容,出现进多退少的变化时,多是气分已亢逆,气血抱团上冲,难以潜纳失和。临床多用镇潜之法结合散法。

进少退多的患者,人体的重点营养全跑到次重点的组织上了,重要的脏器供氧供血都不行,就是中医说的神不得养,困倦乏力,懒惰性情,身体沉重,精神晦暗。对应这对要素的治疗就是要补气升提了,这里只是针对单就进退这对要素来谈的治法,临床常常是多要素掺杂,因此要综合调理。

以上内容就是用另一种思路来解释进退要素。

(1)辨气机运动趋势

进多退少,表示阳亢于上,不能回纳沉潜,多与上、疾、寸动、寸热尺寒、寸粗尺细等脉象要素相联系。周学海说:"故脉之自尺上涌于寸者,多主头目晕眩、胸膈痞满、咳嗽、呕逆之证";进少退多,表示阳气沉降于下或气虚而下溜不升,多与寸寒尺热、寸细尺粗等脉象要素相联系,出现头昏、记忆力下降、睡眠呼吸暂停——低通气综合征、腰腿痛、便秘等证。

(2)辨个性

性情急躁,或神用过度者,脉象多为进多退少;性情懒惰,神用不及者,脉象多为进少退多。有的患者是心志过强,白领强人的脉象多见,长期为事业殚精竭虑,心神紧绷，但是由于长期坐着不锻炼形体只锻炼脑力，造成形神的脱节。身体亟须锻炼，脑力亟须休息，这种人就表现脉搏波上的长、驶，但是代表躯体实际供血的进退却是进少退多。

3. 病案赏析

魏某，男，58 岁，2010 年 10 月 8 日初诊。

主诉：患者无明显不适，为调治身体来诊。

现病史：近期记忆力下降，腰胀痛，腿沉重，后背紧硬，如背石板，早泄，时头胀。纳眠可，二便调，睡眠中打鼾，有呼吸暂停。

舌象：舌暗红，苔薄。

脉象：

整体脉象：下、厚、滑、稠、进少退多、深、来怠去驶、强。

局部脉象：左寸脉沉；左尺脉浮、热、凸（前列腺炎）。左三部脉长、敛。右寸脉沉；右尺脉浮、热。

脉象分析：整体脉象"厚"、"强"、"滑"表征素体属于"土形之人"，能食而痰湿壅塞；"稠"表征饮食不归正化，化生痰邪；"进少退多"、"深"、"来怠去驶"、"下"表征性情随和，不善抗争，且气血下沉；双寸脉"沉"表征上焦供血不足；双侧尺脉"浮"、"热"表征气血沉积于下，并化热壅阻下焦经脉；左尺脉"凸"是下焦湿热，前列腺炎的表现；左三部脉"长"、"敛"表征平时思路清晰，目前有要实现的心愿。总体表现出性情随和，心底沉静，气血下沉的

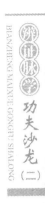

状态。

诊断：鼾证。

病机：气机下沉，痰湿阻痹。

治法：升清化痰。

处方：蔓荆子 15g　白芷 12g　升麻 12g　葛根 30g　黄芩 15g　双花 30g　浙贝 12g　滑石 30g　陈皮 12g　半夏 9g　云苓 30g　甘草 6g

7 剂，水煎服，日 1 剂。

2010 年 10 月 15 日二诊：服药后，腰酸痛、鼾声明显好转。现感下肢乏力，后背板硬，记忆力欠佳，时左颞侧紧痛，饮酒后明显，无腹胀，时嗝气，小腹重坠。大便不成形，小便频数。综合分析为清气上升，痰湿得化的征象。上方加苏梗 12g，苏叶 15g，桔梗 9g，青皮 9g，麻黄 9g。7 剂，水煎服，日 1 剂调理。

按：土形之人的个性心底宁谧、宽厚，但容易懒惰，情绪缺乏激动，则容易导致气血下沉；加之食量较大，易于化湿生痰，壅塞体内。基于以上两个方面的原因，土形体质的人成为中风病和冠心病的高发人群。由于忍让的个性，肝气不舒常常见到，所以二诊增加了疏肝理气的药味。

下面是讲课过程中讨论的精华选段：

崔晓敏：

您开篇提到动脉脉搏波，这个波的介质是什么？

史俍元：

前面的机制理论是个人参照相关知识思考的结果，不代表权威学术知识。关于这个问题和我后面提到的血管壁传导的脉搏波和血流的脉波，也算是我自己的一个疑问。

王鹏：

脉搏波应该是综合指感。介质包括血液、心跳、皮下组织，还有植物神经等。

罗愚：

这个综合指感的最基本的介质，是管体、周围组织等有形部分。中枢神经和植物神经应该算是影响脉搏波的因素而不是介质。波不能自存，不能被直接感知。进退多少，如何体现在指感上？是寸关尺三点不同步跳动么？

史悢元：

进退是水平线的动荡，如果是拿海水来做比方的话，是避开上面跳动的曲线往深处感觉接近水平的震荡。您去坐船，别感觉船被颠簸的高起和跌落，而是去感觉前后晃动的那个轴线路线。除开脉跳的干扰，去感应血液轴向移位。进退这个要素是在诸多混合难以解离的指感中分离出来的一种，进退算脉势的一种了。进退变化的趋势也能判断和预测疾病。寸微尺大，三部不相连续。怎么理解？既然寸尺对偶，微可与大相应，是说寸小尺大，从形态上来看，三部脉的均衡性被打破，不连续也可以当做不均衡、三部不匀称。

脉象的"来去"，你怎么看

主讲人：丁晓

1. 定义

来、去是指脉搏波的上升和下降时段，主要见于一次完整的脉搏搏动。严格来说，来、去是脉搏波的不同时段，并不属于脉象要素的范畴。因此，我们需要更多地体察完整的脉搏波的速度变化，来辨识机体的各种疾病状态与预后转归。

脉象来、去特征的记载始于滑寿，《诊家枢要》有云："察脉须识上下来去至止六字，不明此六字则阴阳虚实不别也……来者，自骨肉之分而出于皮肤之际，气之升也；去者，自皮肤之际而还于骨肉之分，气之降也。"

2. 来、去的临床意义

（1）来去冲和是健康的标志

来去，是一对相对范畴，是人体阴阳在脉象上的表现之一，阴阳的嘘吸、开阖功能从这个特征中得以说明。

体察来去的各种势能变化，可以辨知人体内阴阳的调和程度。正常情况之下，脉搏波的上升和下降是袅袅缓缓，柔和中带着刚劲，蓄意长久。

（2）来去失调提示阴阳失调

失去冲和之象的来去，均预示机体内气血、阴阳的质量和运动趋势的改变，也就预示疾病的发生。

"来疾去徐，上实下虚，为厥巅疾；来徐去疾，上虚下实，为恶风也。"来势强劲有力，冲击而上，去势不及，久久不肯沉下，多主机体风火鼓动于上，故出现头痛、头晕、失眠和中风之类的疾病；如果来势冲上不及，而且又迅速降下，是气虚下陷的特征，故出现乏力、恶风、精神萎靡或头痛、头晕等证。

（3）来去的态势预示疾病的预后转归

脉搏波的上升和沉降的运动势能反映邪气的外出和内陷。

《脉说》云："如诊脉沉而来势盛去势衰，可知明日恐变浮也，浮者病机外出也；诊脉浮而来势衰去势盛，可知明日恐变沉也，沉者病机内向也。""如诊脉自沉鼓盛于浮者，多主温病内热汗出、内热便秘、痧疹外达之类。"上升支的势能强意味着邪气将被排出体外，下降支的势能强则意味着邪气内陷。

（4）来去的势能表示元阳、元阴的功能

来是由元阳鼓动，而去是元阴的吸纳所形成。元阳不足则来的势能减退，元阴不足则去的势能减退。

（5）来去的势能表示心理状态

劳神过度，心脾两伤者，来象势能不足；而心情受到压抑而又不做抗争，时间既久则脉象显示出去象势能不及的特征。

3. 需要注意的问题

（1）辨疾病状态和预后

严格来讲，来去是指一个完整的脉搏波上升和下降的不同时段。在这两个不同时段的速度对比变化，来辨识各种疾病状态与预后转归。

①"来怠去驶"主要见于思虑过度精力不足的"精神萎靡状态"；左三部脉"下"、"进少退多"、"深"、"来徐去疾"表明了胆小、退缩，心境陷于某种状态中；"进少退多"、"深"、"来怠去驶"、"下"表征性情随和，不善抗争，且气血下沉。

②"来疾去徐"主要见于气血热盛，气血运行激荡；由于思念过重，性欲冲动时时发作，气血运行趋于下焦，导致整体脉象的"下"、"进少退多"、"来疾去徐"；左寸脉的"疾"和左部脉"来疾去徐"表征患者性情急躁。

③"来疾去疾"主要见于惊恐的情绪（整体脉象的"数"、"动"），胆量不足，心胆气弱。

（2）脉搏波表征的状态

在脉搏波的不同时段里，杂糅血管壁、血流、脉体的各种状态，即金氏脉学之上升支与下降支的分层区位病态表征。

（3）脉搏波的形状及产生机制

在正常生理情况下，脉波的图形：上升段，左心室开始收缩，主动脉瓣开启，主动脉因射血而压力迅速上升。下降段，在 A 点，左心室排空量和主动脉排空量相等，射血后期动脉压开始下降，由于外周动脉受到左心室喷血的冲击形成反射波 B，随后主动脉瓣关闭，由于血管的回弹，动脉血液由远心端向近心端回流形成重搏波 C，重搏波 C 与反射波 B 之间形成了波谷 D。整个下降支，从 A 点到 C 波的低谷，一直都有血液的逆流。就是上次讲课时，说到的血液的虹吸现象——潮汐现象。

（4）脉象要素的分类问题

我们只是为了表述方便，将脉象要素分为了脉体、脉搏波、脉管壁、血流四类。但是，这四大类是相互不可分的。脉搏波的介质在于脉管壁。血流受脉管壁的约束。血流对管壁的作用，部分形成了脉搏波。所以大家认识脉象要素，千万不要割裂开，要相互联系看。尤其是联系很密切的要素之间，比如说，稀稠与滑涩之间，敛散与粗细之间。

脉搏波是心脏的搏动（振动）沿动脉血管和血流向外周传播而形成的，因此其传播速度取决于传播介质的物理和几何性质——动脉的弹性、管腔的大小、血液的密度和黏性等，特别是与动脉管壁的弹性、口径和厚度密切相关。实验发现动脉血管的弹性越大（即顺应性越大），则脉搏波的传播速度越小；动脉管径越小，速度越大。故通常沿主动脉到大动脉、再到较小动脉，脉搏波的传播速度越来越大。

下面是讲课过程中讨论的精华选段：

刘呈祥：

丁老师，来缓去缓怎么理解呢？可以理解为阴阳俱损吗？

丁晓：

这个缓，可以有两层含义：第一，速度上的滞缓，第二，是力量上的不足，不能很好地到达该有的高度和深度，即为"不至"，两层含义，分别代表郁和虚。

张华祚：

来缓去缓至少有性情从容的原因。

丁晓：

其实，加速度体现出来的就是一种运动趋势，你能直接体会出来的就是速度。同敛散，在速度变化的内在因素还是加速度，因此，它对应的物理量依然是加速度。翻看今晚我讲的第一个要注意的问题，来去仅仅是脉搏波的两个客观时段，而我们之所以把来去提出来，就是要感受来去中体现的速度变化。所以还是那句，来去是时段，不同时段的速度变化是体察对象。

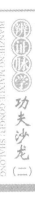
品味"长短"

主讲人：张华祚

1. 长短的定义

长短在《辨证脉学》中属于脉搏波的要素。其定义是：一次脉动脉搏波沿血管壁传递的距离，只见于整体脉象。为了形象理解，我打个比方，这样就好理解一些。假想一段足够长的绳子直铺在地上，有人握住其中一端用力抖动，在绳子上会显示运动痕迹。但绳子的弹性非常小，所以，会随着这个时间的延长而抖动幅度减小直至消失。那么从抖动开始到它消失的水平距离就是长短。然而，人体的血管壁是有弹性的，而且"抖动源头"——心脏，是在连续收缩，所以大家手底下的脉搏搏动是一直持续的状态。我们要把握长短就必须体会一次脉搏搏动在血管壁传递的距离。

2. 长短的渊源

《内经》中首次记载了长脉和短脉，但却没有给出正式的脉形，只是用象形摹写的方式用"迢迢"和"长杆"来启迪人们对长脉的内心体会。《濒湖脉学》说："过于本位脉名长"，"两头缩缩名为短"。还有人认为，长脉为尺寸两端超出本位，有迢迢自若之感；短脉为脉动范围不足本位，不能满部，仅见于寸或尺部。《辨证脉学》所定义的脉象要素的长、短与经典脉学的长脉、短脉概念存在差异。首先长短的时间要界定在一次脉动中，而不是在一次以上的脉动中；其次长、短是指每次搏动中，脉搏波沿血管壁传递的距离，而不是指脉象搏动显现的空间特征（如脉象要素的上、下）。经典脉学的单部脉长，齐教授将其归类到"凸"的范畴；单部脉短，归类到"凹"的范畴。长短与脉象要素"上、下"的内涵不同。正常情况下，人体脉搏搏动所前进的距离为一寸（注：当为同身寸），《诊家正眼》说："然则总计定息太息之间，大约一息脉当六至，故《灵枢·五十营》：'呼吸定息，脉行六寸，乃合一至一寸也。'"相关研究发现，脉搏波的传递是心脏搏动波沿着血管壁传递的结果，主动脉管壁因此而有节律地受迫振动，振动沿弹性血管向末梢传播而形成了脉搏。脉搏波是能量传递的主要工具。

3. 脉搏波长短的相关因素

（1）心室射血状态

心室充盈良好、收缩力强而快、半月瓣启闭良好、血管弹性正常时，短时间内大量血液射入主动脉基部，以致血管管径骤增，能形成振幅大、节段长的长波；反之则形成振幅小、节段短的短波。射血前就是一个血液传递能量的蓄积过程。蓄积的能量越大则传递过程中的起伏越大，单个波长越大。

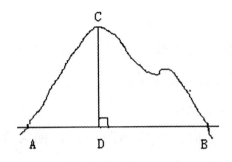

上图中 AB 间的距离即为长短。

（2）心率

心室每搏输出量受心率的影响，心率越快则波长越短。

（3）血管弹性

脉搏传递的距离与血管壁的弹性有关，弹性强者每搏的传播速度较慢，传输距离短；弹性弱者则传播速度较快，传输距离较长。如原发性高血压病患者的脉象较正常人的脉搏传输距离长，可能与其支配的神经兴奋性高、肾素-血管紧张素系统导致血管弹性差有关。老年人由于动脉硬化的原因，其脉搏波的传播距离也相对较远。这个也相对容易理解。大家知道，能量在固体中的传播速度要大于液体，传播的速度快则意味着能量的衰减慢，单位时间内传播的水平距离则大。弹性较强的血管壁不妨极化想象成类似液体的组织，弹性弱的血管壁可以类似成弹性极小的固体。

4. 长短的意义

（1）长是健康的标志

脉长可以是健康脉象的特征，"长则气治"，表现出脉象形态长且与疾病有关的脉象要素较少，但是如果伴随的谐振波较多就是疾病的脉象特征。

（2）长主邪热充斥

脉搏搏动沿着血管壁传递距离长，如果合并力度强和血流急迫，则是气火旺盛、冲击震荡所致的病脉。如《诊家枢要》所说："气血皆有余也，为阳毒内蕴，三焦烦郁，为壮热。"

（3）短主气虚和气机不通

气虚推动无力或气郁不能推动血液的运行都能够出现脉短，故曰"短则气病"。

如《诊家枢要》说："（短脉）气不足以前导其血也，为阴中伏阳，为三焦气壅，为宿食不消。"

（4）长、短与智力水平相关

临床发现脉长之人，思维敏捷清晰，心胸开阔；而脉短之人，易于情志郁结，或思维愚钝等。个人体会运动员的脉多偏长，而精神萎靡状态的病人或者患疲劳综合征的病人脉则明显的短，多同时伴有深。如果把 AB 所在的直线当成是脉搏的基线。那么高深就是 CD 的数值。这个数值减小就是深，反之则为高。高深会在今后的讲课中详细介绍。

5. 体察长短的指法

临床体会长短我通常采用的办法是无名指指腹置于尺部，中指指腹放在病人关脉部位。集中精力体会病人的一次脉搏波动。如果超过了中指的长度则为长，反之则为短。但是要做到这一点是不大容易的，要求就是"虚静为保"，只体会长短这一对要素。

6. 病例分享

胡某，男，59岁。某军火设计所工程师。

病人未主动诉说症状。外貌见其发质稀疏，面容平和，光泽欠佳，形体适中。

脉象特点：左手脉短、缓、稠、深。寸弱，不及本位，关热、粗，尺枯、敛。A1点明显缩短。右手脉上，右尺敛。病人A1点明显缩短，说明心力减弱，射血无力则脉短、深且处于疲劳综合征状态。无力供养心脏及往上脏器，必见头昏沉，入睡时间缩短，甚至有夜眠打鼾的存在。患者素有食积，则血脂稍高脉稠，存在化热的情况。患者所在单位伙食极好，舍不得浪费，每顿饭都吃得很干净。虽然现在加以控制且加大运动，但之前的热量一直未消耗完全。左尺部的枯说明患者年轻时的境遇不佳，虽未出过重力，却不是那么顺意。年轻的时候糟蹋身体太厉害，阴阳双虚，属于精亏。但是目前的工作要求他必须仔细谨慎，所以右尺偏敛。左侧血管供血功能不佳，机体进行了自我调节，则右手脉明显的上。建议患者尽量休息一段时间，工作别那么拼命，同时给予化食消积、滋阴养肾药物，嘱其服用以观疗效。天暖之后，可适当增强活动强度，以调动气血的活力。

下面是讲课过程中讨论的精华选段：

刘英杰：

请教，脉象要素的长短与 A、B、C 三段上各点的长短有什么联系吗？

张华祚：

那个图仅是个示意图，包括上升支、下降支的比例都不是非常确切，按照金氏脉学的理论，在脉搏的尺部会有个明显的起搏点，基本就是 A1 点。血管壁弹性小，则传播速度相应增快，但终归是压力不够，所以有时会有心跳增快的表现，病人可能会觉得心有点儿慌。

冯天骏：

断为何病？使用大剂量熟地黄么？来势缓？去势疾？那指下感觉是不是很绵软？

张华祚：

疲劳综合征。这个病人的脉除了以上特征之外，还有一点，脉搏上升的坡度非常缓，没用地黄。来势缓，去势也缓。这个病人心胸还是比较大的，不计较事情。脾气也不急躁。还是能体会到一定程度的刚。因为肾精亏虚，上升无力，只能增加管壁的刚性来最大程度的往脑部供血，所以会有一定程度的症状性高血压，但这个血压也高不到哪里去。给病人的建议就是不用吃降压药，估计到了春天就该恢复正常了。而且，病人有的时候会有些执拗，这也是导致脉中刚性的一个原因，传统脉学的弦脉是一种复合脉象，包含了紧、刚等诸多因素。

这个刚表征的意义主要有：一，之前性格偏于执拗。二，心脏周围小动脉血管供血存在不足，不是桡动脉，是心脏周围的小动脉。还是要从病人的性格入手，虽胸怀大度，但对工作还是有些执拗，甚至较真的地步，时间久了血管壁的刚性会增加。

这位病人年轻时吃过苦，所以怕挨饿，加上单位伙食好，热量高，之前一直吃得很多。能感觉病人的胃形明显偏大，有积滞，还有化热的存在，但是这个热不大明显。因为病人现在很注意了。脉上的胃形，靠这个能基本估计患者胃的大小。我的理论来源都是来自齐教授的《辨证脉学》，但有时候我也用许跃远先生的微观脉诊。

有些东西临床是不可逆的，所以我们能做的就是消除病因，早预防或者是早干预。有些新来的同道看我们使用的脉象要素可能有些陌生。脉象要素是《辨证脉学》中的基础，这些要素组合就表征了不同的临床意义。

二十五对脉象要素精华

主讲人：崔晓敏

经过一段时间的学习，想必大家已经对辨证脉学体系中的脉象要素有了一定的了解，前面各位老师对每对要素的介绍也非常详尽。今天主要为大家进行一个整体上的串讲和总结，提取精华，承前启后，同时希望各位能够执简驭繁，更好的应用于临床。

脉象要素是一种客观存在，能够为人类所感知，是整体状态之下脉中具有独立特征的"象"，是脉中的固有信息，是脉象系统最基本的构成单元。脉象要素由单一因素构成，表示某种物理现象，能够用物理语言来表达，并可以进行定性定量分析研究。请大家注意这里的"单一因素"，但同时也要明确，脉象要素不是孤立存在的，是以整体脉象背景、脉管周围组织、"中和之态"的脉象特征为参照，并受到整体脉象特征、局部脉象特征和其他脉象要素的制约，而出现被凸显和削弱的效应。

恩师齐向华教授在既往脉学研究的基础上，通过运用各种躯体感觉，将分别来自于脉体、脉管壁、脉搏波和血流的信息，分化成 25 对脉象要素。为了便于学习和研究，我们按照脉体要素、脉管壁要素、脉搏波要素和血流要素的顺序对这 25 对脉象要素从概念和临床意义两方面进行介绍。

25 对脉象要素分别有：脉体要素，左右、内外、曲直、寒热、清浊；脉管壁要素，厚薄、刚柔；脉搏波要素，动静、来去、长短、高深、浮沉、上下、粗细、敛散、怠驶、迟数、结代、强弱；血流要素，稀稠、疾缓、滑涩、进退、凹凸、枯荣。

1. 脉体要素

（1）左右

左、右是指对比左右手脉象特征的差异性诊断疾病或通过左右手脏腑的定位进行病位判断。左右对比属于脉诊操作规范，不属于脉象要素，但由于其所包含意义特殊，姑且归类于此。

临床意义：

①辨病变脏腑

关于脏腑定位，历代、各派关于这个问题都有自己独到的看法，且均取得了不凡的成就。在寸口的结构性脏器定位中，以"金氏脉学"最为精确，该脉法将解剖学意义上的器官结构和功能病变定位、定性达到了非常精准的程度，但与中医学的脏腑功能系统定位存在差异。作为一名临床医生，如果一搭脉就能准确说出患者的病灶所在，不仅有利于下一步的治疗，而且能够迅速获得患者的信赖。但是需要指出的是，在临床上切不可单纯追求摸出了什么"病"。能通过脉诊把握"病"背后的"病机"才是真正值得我们追求的。毕竟"看出"病不稀奇，"看好"病才是大夫的本分。

②辨疾病的表里

《诊家枢要》说："左脉不和，为病在表，为阳，在四肢；右脉不和，为病在里，为阴，主腹脏。"当然，这个问题该辩证地去看，临床应用要灵活，不可拘泥于此。下同。

③辨外感风寒风热

《脉说》有云："初病风寒，脉紧必盛于左部；初病温暑，洪脉必盛于右部。"

④判断身前身后

人体内气机的运动是背升腹降，故左寸脉弦长，升动太过，主后背胀痛；右寸脉弦长，气降不及，主前胸胁胀满。

⑤判断病机演变

摸脉不仅是摸患者此时所罹患的病痛，更要体察疾病背后的病因病机，摸脉的过程同时也是分析疾病发生发展过程流的过程。古人认为脉诊分为"识脉"和"审脉"两个过程，如果说体察各种脉象要素是"识脉"，那么判断病机演变就属于"审脉"的范畴了。这需要我们运用中医理论对指下收集到的信息进行综合分析，理清疾病的发生发展变化，找到关键所在，才能准确施治。打蛇打七寸，治病求根本。

（2）内外

内指桡动脉尺侧壁及外周组织，外指桡动脉桡侧壁及外周组织。脉象的形成不仅与脉管及其内容物有关，也与脉管外的组织结构有关。所以我们脉诊的对象不仅仅是桡动脉血管壁及血管内容物，还包括桡动脉的尺、桡侧壁和伴随血管跳动的周围组织的状态。

临床意义：

①桡动脉周围组织出现"附脉"常标志外邪内侵

"附脉"是指在疾病状态下，随着脉搏搏动在血管壁外，时隐时现的"线状脉"。一般而言存在位置对应关系。如《蠢子医》中记载："右寸外边倒一线，右膀疼痛不能堪；左寸外边倒一线，左膀疼痛不能堪"；"右寸里边倒一线，喉疼喉干不能堪；左寸里边倒一线，心疼心热不能堪"。

②桡动脉血管壁和周围组织关系的疏密往往代表湿盛、元气亏虚和心理紊乱。

如果桡动脉孤立搏动，没有对周围组织形成撼动，则代表元气大衰，《内经》中"真脏脉"就属这种情况。

③桡动脉尺、桡侧血管壁张力增加表示相应脏器的病变

如外感寒邪，身体肌肉酸痛，则桡侧壁的张力增加。许跃远老师所发现的"边脉"是局限性的桡动脉壁张力增加，为脉位所对应的内脏器官病变刺激反射所形成的。这里需要强调一下，附脉和边脉可不是一回事。附脉不是真的脉，是随着脉搏的波动出现的一条线状的微动，外感解除后就消失了。边脉是脉管壁的变化，属于刚柔的范畴。

（3）曲直

曲、直是指桡动脉脉管呈现的向尺侧、桡侧偏曲或

挺直。

临床意义：

①辨寒热

机体内部正气虚衰，无力支撑则脉象内曲；邪热充斥、弛张在外则脉象外曲。

②辨心态

桡动脉向内侧肱桡肌腱贴近，这表示该人有劳心过度的现象；而脉象的过于挺直则表示该人性格耿直。脉诊有多重诊断内涵，我们可以通过不同的脉象要素从不同的侧面分析人的病因病机、性格体质，还可以看出人的生活境遇，甚至分析出其某些重大生活经历。这一点在下文中有多处提及。

（4）寒热

寒、热是指脉在指下的温度出现异于正常的寒或热感觉。其实古人对脉象疾、躁的认识就含有"热"的因素；脉象迟、滞等含有"寒"的心理感受。这对脉象要素建议用沉取来感受。一来，沉位的血流温度更能体现出病变性质，二来可以排除皮肤温度的干扰。

临床意义：

①辨体质

阳热性体质者整体脉热，虚寒性体质者整体脉寒。

②辨疾病性质、阴阳的平衡状态及脏腑寒热

传统脉学在临床上往往依靠迟数分辨真热假寒和真寒假热，但事实上，数脉可主寒，迟脉亦可主热，众说纷纭，初学者难免一头雾水，不若直接用"寒热"来辨寒热，一矢中的。如果机体出现了"上热下寒"或"下热上寒"的证候，脉象则表现出尺寒寸热或尺热寸寒的特征。脏器或组织无论是生理性的新陈代谢旺盛还是低下，是病理性的增强或下降，都会在相应脉位出现寒、热的反应，借此我们可以判断相应脏腑的状态。

③辨心理状态

心理状态能够影响脏腑组织的新陈代谢，通过脉象可以将代谢反映出来。如火行人行动急，语速快，敢做敢当，胆量过人，其脉象中多有"热"的要素；水行人行动迟缓，步履不稳，摇肩晃背，言语也是沉默寡言，其脉象中多有"寒"的要素。

（5）清浊

清浊是指脉象清澈圆润或浑浊粗糙的指感。"清"是气血平和，心情舒畅的状态；血液成分的增加所造成的脉象改变主要是"稠"象，与脉气相合方称为"浊"。清浊本是道家用来判断人禀赋贵贱的，有点宿命论的观点，不过这也有助于我们从侧面了解这对脉象要素的内涵。

临床意义：

①辨血质

脉浊表示血液成分的改变、黏度的升高，如高脂血症、糖尿病等。关于血液成分的改变，我们会在下文的"稀稠"这一对脉象要素中详细论述。

②辨心理

浊脉一方面表示生活的艰辛造成的心理影响，另一方面则反映思维愚钝，反应迟缓等。

2. 脉管壁要素

（1）厚薄

厚、薄指桡动脉血管壁的厚度。建议初学者把管壁压到血液层去体会管壁厚度。要注意厚薄仅仅是管壁的厚度而不是整个脉管的"粗细"。

临床意义：

①辨体质盛衰

体壮之人，气血充盈，往往血管壁厚；体弱之人，精微气血亏虚，往往血管壁薄。此外，同为薄，亦有先天后天之分，一在肾，一在胃。先天薄的人，薄如纸，一般薄的比较均匀，这种人怎么吃都不胖，令一连喝水都长肉的人仇视不已。后天薄的多为局部了。五行人中，土形人虎背熊腰，体格健壮，肌肉丰满，其脉多厚；金形人眉清目秀，唇薄齿白，其脉多薄。

②指导攻补

壁厚体壮者可任攻伐，而壁薄体弱者则宜攻补兼施或纯用补益。

另外，可以借此诊出某些空腔器官的病理性增厚。这需要对脉位与脏腑的对应关系十分熟悉，初学者建议专门找这样的病人去体察他们的脉象。

（2）刚柔

刚、柔是指血管的柔韧程度，是指血管壁张力的高低。

刚、柔是组成经典脉象的重要因素之一，如弦、紧、实、艽等都有"刚"的成分，而虚、缓、濡等都有"柔"的成分。

临床意义：

①辨病邪寒热、血实血虚

寒则收引，热则弛张。血虚脉道充斥无力，则脉柔；血实脉道充盈有余，则脉刚。

②辨疼痛

"弦主痛"，任何部位的疼痛和肌肉的痉挛状态，都会在相应的脉搏部位出现脉管壁张力的增加。这个大家可以联系刚才提到的边脉。

③辨心理状态

心理紧张者，表现右尺脉的弦直，血管壁张力增加，而"喜"脉表现为左寸脉脉管壁周围组织呈现出松弛的状态，反映出和谐、从容、圆润悦指的感觉。

3. 脉搏波要素

（1）动静

动、静是指在脉搏搏动过程中脉搏波的稳定性。"动"是脉搏搏动时血管壁的抖动、振动或细颤的感觉，是谐振波的增加。"静"是指动脉搏动时血管壁的附加振动较少，缓缓袅袅，平静流畅。

临床意义：

①"动"表示正与邪搏，"静"表示邪退正复。

②心理健康与否的标识

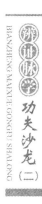

我们常听说每临大事有静气，又有泰山崩于前而不变色之说来形容人心态之淡定。这类人的脉象必然平静流畅。相反，动不动就炸毛的，心理处于紊乱状态，那必然影响脉搏搏动的稳定性。

此外，局部的"动"反映机体特定的状态。细微颤动波出现在关部以上则出汗；出现在关部以下则发热；出现在左关部，则表示着肝气郁结；出现在右寸部，则表示悲伤情绪较重。"动"在心理脉象中是很重要的一个要素，不同形式的"动"往往体现不同的心理紊乱状态。

（2）来去

来、去是指脉搏波的上升和下降时段的势能，主要见于一次完整的脉搏搏动。这里势能是脉管传导、血流波动及前后反射波的综合作用的结果，主要通过速度的变化来体现。

临床意义：

①来去冲和是健康的标志，来去失调提示气机失调。

②来去的态势预示病邪的去向。

上升支的势能强意味着邪气将被排出体外，下降支的势能强则意味着邪气内陷。

③来去的势能表示元阳、元阴的功能，同时可在一定程度上表示心理状态。

劳神过度，心脾两伤者则来象势能不足；心情受到压抑而又不做抗争，时间既久则脉象显示出去象势能不及的特征。

（3）长短

长、短是指一次脉动脉搏波沿血管壁传递距离的长短。长短的时间要界定在一次脉动中。

临床意义：

①生理状态下，长是健康的标志

此外，长、短还与智力水平相关。临床发现脉长之人，思维敏捷清晰，心胸开阔；而脉短之人，易于情志郁结，或思维愚钝等。

②病理状态下，长主邪热充斥，短主气虚和气机不通。

（4）高深

高、深指脉搏波起伏运动的高深程度。这个跟"浮沉"是两码事，《重订诊家直诀》有云："浮沉是阴阳嘘噏之已然，高深是阴阳嘘噏之方然。一言气之所在，一言气之所至。"

临床意义：

①判断阴阳的开阖功能

脉搏升起（高）有余而沉降（深）不足，表示机体阳气有余，阴气不制，或阴气不足，无力敛阳，常见头痛头晕、失眠等证；沉降（深）有余而升起（高）不足，表示阳气亏虚，鼓动乏力，或阴气有余，困遏阳气不能外出，常见头昏、嗜睡等。

②判断个性

心高气傲，趾高气扬之人，脉多升浮有余；性情镇静宁谧，则脉多沉降有余。

（5）浮沉

浮、沉是指脉搏搏动在寸口部所处位置的深浅。

临床意义：

①辨个性

性格外向者多脉浮，性格内敛者多脉沉。另外还可以辨体质，热浮寒沉，这个主要反映在整体脉象。

②辨生活经历

平时从事重体力劳动者多脉浮，脑力劳动生活安逸者多脉沉。不过这个也不绝对，如果一个脑力劳动者最近斗志昂扬，那脉象相应的就偏浮一些。

③辨表里、虚实

浮脉主表，有力主外感邪气有余，无力主气血亏虚，无力沉潜；沉脉主里，有力主邪气有余，实邪阻滞，无力主气血阴阳亏虚，鼓动乏力。

（6）上下

上、下是指在轴向上脉搏搏动范围超出了寸口三部，上指脉搏搏动范围超过了腕横纹向远心端移位；下指脉搏搏动范围超过了尺部向近心端移位。这里所定义的脉象要素的"上、下"主要有两种情况。一种是和经典脉象的长脉相重叠，出现"溢脉"或"覆脉"的现象。另一种则是一种独立要素，即脉体的缩短或不变，三部脉整体向近心端或远心端移位，形成了脉动上超出寸部，尺部的脉动随之上移而不满部或脉形变细小、压力变小，显现出所谓"上盛"的脉象；或下超出尺部，而寸部的脉动随之下移而不满部或脉形变细小、压力变小，显现出所谓"下盛"的脉象。

临床意义：

①辨邪正盛衰

当整体脉体延长时，"溢脉"主机体整体的邪气充斥，"覆脉"主邪气下溜。当整体脉体缩短，或脉体长度不变整体脉位向上、向下移位时，则意味着机体上下阴阳平衡被破坏，出现气机的升降失常。

②主情志起伏

上者，急躁易怒，但是也多聪明之士；下者，沉静，思虑多，易郁闷不舒，当然，也有懒惰的意思在里面。大家可以摸摸自己周围聪明人的脉，看看他们的脉是否超过了寸部。

（7）粗细

粗、细是指脉动应指的周向范围大小，即手指感觉到的脉动粗细。有研究认为，平人脉宽大约在 2.7mm 左右。当然这里仅是提供一个参考，临床上要灵活运用。

临床意义：

①分析体质，判断虚实

机体素体脉粗表示气血旺盛，素体脉细表示气血较弱脉道不充而然。

②判断心理状态

心地平和之人脉象粗，平素细心胆怯之人或思虑操劳则脉象细。

③判断机体气血运行态势

脉象要素之"细"的特征在弦脉中的论述多见，多表示气血运行的收敛不舒，主拘紧。另外，固有的沉细脉见于"六阴脉"之人，是一种生理变异，不属于病态的脉象。

（8）敛散

敛、散指桡动脉血管收缩和舒张运动的态势。敛是桡动脉搏动扩张有限而迅速回敛，桡动脉壁与周围组织间界限清晰，散是桡动脉搏动扩张有余而回敛态势不足，动脉壁与周围组织界限不清晰。在这里跟大家分享四个字："势以形显"。怎么去体会脉势？自然是要落在脉形上，但是不能单纯纠结于形，而是要以动态的眼光来分析形的变化，从而得其势。

《重订诊家直诀》中明确指出："敛散……非宽窄之谓……亦非刚柔之谓也。"并作出了对比"宽窄，指脉体之大小；敛散，指脉边之清浊"，"刚柔，指脉体之硬软；敛散，指脉边之紧松"。由此可见，敛散指的是血管扩张和收缩的势能，要与桡动脉粗细和刚柔进行鉴别。在这里需要特别指出的是，这里的"清浊"可不是咱们脉象要素里的"清浊"，请大家注意，这里说的是"脉边之清浊"，其本质是指脉体与周围组织的界限关系。

临床意义：

①辨寒热

热则发散，寒则收引。

②辨气之虚实

正气充足，统摄有力则脉见"敛"象；气虚统摄乏力则脉见"散"象。

③辨心理状态

在心理脉象中"敛"多表示心理张力较高，表明有紧张、关注、贪欲等；"散"则表示心理张力较低，大大咧咧或无欲无求。

（9）怠驶

怠驶是指脉搏波沿桡动脉壁传导速度的快慢。怠为脉搏波传导速度的减慢，驶是脉搏波传导速度加快。怠驶在古代脉学书籍中没有记述，包含在了"迟、数"脉象之中。

临床意义：

主要用来判断个体的心理状态。如，慢性疲劳综合征患者的脉象多在起始段怠缓。急怒、大悲之人心情激荡，其脉多驶。

（10）迟数

迟、数是指脉率的快慢。《素问·平人气象论》说："人一呼脉再动，一吸脉亦再动，呼吸定息脉五动。闰以太息，命曰平人。平人者不病也，常以不病调病人，医不病，故为病人平息以调之为法。"《内经》是一息四五至为正常至数，这是符合实际情况的。《脉经》记载迟脉"一吸三至，去来极迟"。"一吸三至"大约相当于现代的每分钟 50 次脉搏跳动。数脉的诊断标准是"六至为数"，相当于现代每分钟脉搏次数多于 90 次，后世医家多遵循这种规范。

另外，古代文献中有三部脉中一部独迟、独数的记载，寸关尺三部脉本是一气鼓动，迟数怎么能分部出现以主病？这涉及《脉经》对迟、数脉定义的另外一层含义，迟脉不但是一息三至以下，而且有"去来极慢"的迟慢怠缓之感；数脉不但是"一息六至"以上，而且有"去来促急"的急迫迅驰之意。事实上这是血液流动过程中速度均衡性破坏，出现了某个局部速度减慢和加速度变化的结果。我们这里探讨的迟数，是单因素脉象，只反映脉的至数的加快。而"去来极慢"、"去来促急"，仅是脉的附加的指感特征。

临床意义：

①辨别疾病的寒热

这一点在我们前面讨论"寒热"这一对脉象要素时略有涉及。说起来挺有意思，经典脉学以迟数判定疾病的寒热属性，并有大量的文字论述寒热之虚实真假的脉象鉴别特征，"迟则脏病为寒"，阴寒内盛或阳气不足，鼓动血行无力故脉迟，有力实寒，无力虚寒。"数则腑病为热"，有力实火，无力虚火，浮数表热，沉数里热，细数阴虚。后来发现，这些并不完全符合临床事实，因此，古人又说啦，"腑病亦有迟脉，脏病亦有数脉，以迟数别脏腑，固不可执，而以迟数分寒热，亦有未尽然者"。纠结的古人，在探求真理的道路上，真心不易啊，连带着后世也跟着云山雾罩的。尽管历代在关于迟数与寒热关系的探讨上都作出了不同程度的贡献，但在临床实践中，以脉之迟数定寒热仍不是很理想。那大家要问了，以什么来辨别疾病的寒热最靠谱啊？就用我们之前提到的"寒热"这一对脉象要素，再次强调，沉取。

②辨疾病的预后

脉象的迟数可以预示疾病正气的盛衰和病情发展，"迟脉……痼疾得之则善，新疾得之，则正气虚惫，疮肿得之，溃后自痊。"

③迟脉还主气津亏虚，气滞血瘀。

（11）结代

结、代是指脉搏节律的变化，与经典脉学的结、代脉的意义相同。结代脉最经典的论述始于《伤寒论》。"脉按之来缓，时一止复来者，名曰结……脉来动而中止，不能自还，因而复动者，名曰代，阴也。"后世医家多在此基础上进行补充和发挥。《诊家正眼》云："结、促之止，止无常数；代脉之止，止有常数。"

临床意义：

《脉诀》首次系统论述结代脉之主病，"（结脉）主四肢气闷，连痛时来……积气生于脾脏劳，大肠疼痛阵难当……（代脉）主形容羸瘦，口不能言"。另外，结脉的范畴涉及气机层次。症状上可以是胸闷、气短等类似心脏问题，但心脏无器质性改变。

（12）强弱

强、弱是指脉搏压力的大小。当压下手指脉搏反作用于手指有力谓之强，无力谓之弱。古人提出需要久按才能明显地感受到脉动强弱。需要注意的是脉之强弱易同脉搏搏动幅度的大小（高、深）和血管壁的软硬（刚、柔）相混淆。

临床意义：

①辨别疾病虚实

这是辨别整体虚实的标准之一。

②辨气机升降浮沉

三部脉内的压力出现了不均衡的强、弱变化，则表示机体气血循环的均衡性遭到破坏，易于出现"上实下虚"或"上虚下实"的病变。如患者寸脉内的压力较大，而尺脉内的压力较小者，则表示气血直冲犯上而产生壅塞，身体下部气血不足，出现上则火热、下则虚寒的症状。

③判断病位

左寸脉弱病在左，右寸脉弱病在右。某个局部脉管内的压力独强或独弱，也表示该部位所对应脏器发生了病变。

④判断体质

一般来说，脑力劳动者多脉弱，体力劳动多脉强。

⑤判断预后和治疗禁忌

脉强表示正气不衰，邪气偏盛，故治疗当以祛邪为主；脉弱表示正气不足，治疗当以扶正为主。某个局部脉管内的压力独强或独弱，也表示该部位所对应脏器发生了病变。在疾病过程中，如果脉象和缓压力不大则易治，如果脉压始终表现强劲，则邪难退却，治疗艰难。

4. 血流要素

（1）稀稠

稀、稠是指脉管内的血液浓度。脉稀是血液质地稀薄的指下感觉；脉稠是血液质地黏稠的指下感觉。两者相较，就如同一杯水跟一锅粥。稠脉说起来更类似于一种"如泥浆流管中"的感觉。现代研究发现，稀、稠程度与血液内有形成分的多少有关，血液有形成分和溶质增加，血液浓度增高则稠，反之则稀。血液有形成分包括血细胞、血小板之类，溶质包括糖、盐、纤维蛋白原等等。

临床意义：

稀主精血亏虚、水饮停聚。这是由于血液中有形成分绝对或相对减少，血液质地稀薄。稠主痰浊壅阻、津伤。道理亦然。稀是与精亏关系最密切的脉象要素，而由于现代饮食结构的不合理，导致现代人高血脂、高血糖等，而现稠象。这个日常生活也很多见。

（2）疾缓

疾、缓是指脉管内血流速度的快慢。血流速度快为疾，血流速度慢为缓。血流速度的缓疾在古代脉学文献中缺乏单独的记载，而是隐含在迟脉和数脉的论述中。

临床意义：

①辨病位病性

当某个脉位出现血流速度均衡性的改变，则表示该部位对应的脏器、组织出现病变。如《素问·平人气象论》有云："寸口脉，中手促上击者，曰肩背痛。"疾是机体内部整体或局部器官新陈代谢加快或机体供血不足使心率或血流速度出现代偿性的加快所致。疾而有力表示体内邪气盛，疾而无力表示正气亏虚。缓是机体整体或局部器官新陈代谢降低或机体邪气内聚，血液瘀滞不畅所致。缓而有力并脉热，则表示机体内部邪气壅阻，阻滞气血运行；若缓而无力并脉寒，则表示正气亏虚无力行血。

②辨个性

性格急躁之人血流速度疾，性格缓慢之人血流速度缓慢。大家可以结合自己的性格体会一下自己的脉象。

（3）滑涩

滑、涩是指脉中血液流利程度的改变。滑是血液的流利度增加，涩是血液流利度的降低。血液在流动过程中其组成成分间产生内摩擦的性质，称为液体黏性，黏性的大小用黏度表示。黏度大则内摩擦力大，表现为液体运行流利度差；黏度小则内摩擦力小，表现出液体运行流利度大。除了黏度外，血液的流动还与心脏收缩力及管壁的粗糙程度、弹性等密切相关。

临床意义：

①滑主食积、痰郁、水湿、气血虚。气血不足，血液因成分减少而稀释，则脉现滑象。

②涩主气郁、血瘀、湿滞、阴虚、津亏。

可能大家容易将这对要素与稀稠混淆。需要指出的是，稀稠是指脉管内的血液浓度，是一个静态指标；滑涩是指脉中血液的流利程度，是动态指标。这两对脉象要素有时会出现掩盖或加强现象，如稀就会掩盖涩，贫血合并高血糖的患者，由于血虚而脉现"稀"象，那么血糖高的"糖涩搏"就显现不出来；反之，稠会加强涩，高血脂合并高血糖的患者，其"糖涩搏"就更清晰。

（4）进退

进、退是指血液从尺至寸和从寸至尺振荡式行进的态势，从尺至寸谓之进，从寸还至尺中谓之退。

临床意义：

①辨气机运动趋势

进多退少，表示阳亢于上，不能回纳沉潜；进少退多，表示阳气沉降于下或气虚而下溜不升。

②辨个性

性情急躁，或神用过度者，脉象多进多退少；性情懒惰，神用不及者，脉象多进少退多。关于辨个性，我们在前文中有零散涉及，用心体察就会发现，指下的脉就如同一个活生生的人一样，是急性子还是慢性子，是冒失莽撞还是谨慎小心，都可以通过我们的脉象要素反映出来。

（5）凸凹

凸、凹指血液流层所显现出的凸出和凹陷特征。凸出即为高起的特征，可以显示出多种侧面，如形态可以是圆形、条索形、粟粒形和不规则形等；性质可以是质硬、质韧、质软和软泡等。凹陷可以显示为长条、圆坑和不规则坑等。许跃远老师认为凸凹特征是脏器病变的重要特征，凸出者为"阳性脉晕"，如触槐树豆角等，代表炎性肿块或肿瘤等；凹陷者为"阴性脉晕"，如触笛管的音孔，为脏器的萎缩或缺如。

临床意义：

①辨脏腑气机状态

正常状态的脏腑气机是畅行无碍，一旦脏腑功能失调，气机郁滞，则在相应的脉位出现凸起。如郁怒化火，则在左关脉出现圆包样的凸起，按之像鼓起的内部压力较大的气囊。局部凹陷的出现一般表示对应脏器的气虚，如右关脉凹陷则表示脾胃气虚。

②凸辨痰瘀凝聚的部位，凹陷显示相应脏器的萎缩或缺如。

③定病变性质

凸出所显示的质地性质，有决定疾病性质的作用，如手感如软泡样的凸起多表示囊状占位；手感如硬结样扎手多代表结石性占位；手感如橡皮状多代表恶性肿瘤占位。

（6）枯荣

枯、荣是指脉干枯或润泽的感觉，与血液内水分的含量关系密切。历代脉学典籍中，没有与脉象枯、荣相关的记载。为了帮助大家理解，在下搜肠刮肚，想到了昔日闲暇之时读过的一部好书，金庸先生的《天龙八部》。这里引用书中的一段话，希望这段话可以从侧面帮助大家更好地理解这对脉象要素。

"段誉心念一动，知是枯荣大师指点，回过头来，向他微微一笑，示意致谢。这一看之下，他笑容登时僵住，原来眼前所出现的那张面容奇特之极，左边的一半脸色红润，皮光肉滑，有如婴儿，右边的一半却如枯骨，除了一张焦黄的面皮之外全无肌肉，骨头突了出来，宛然便是半个骷髅骨头。"

《王氏医案》中记载："儒医顾听泉，体丰色白，平昔多痰，晨起必喘逆，饱食稍安，颇有气虚之象。季冬感冒，自服疏解未效，迓孟英诊焉。左关弦，寸滑如珠，尺细而干，舌尖甚绛。乃真阴素亏，水不涵木，风阳内炽，搏液成痰，谋虑操持，心阳太扰，肺金受烁，治节不伸。"此脉案中提到的"尺细而干"，就是我们所说的"枯"。枯是水分减少，脉管相应变细，管内容物的质地也变得黏稠，涩滞。同时由于细胞脱水，管壁相应也会出现苍老发柴的感觉。

此外要注意枯与燥的鉴别，相对而言，燥为表，多以黏膜的改变为主；枯偏里，多表现在血流层面。单纯的燥，指下多坚硬，枯则多有软顺的指感。大家可以想象一下老年人干瘪的皮肤，虽然干枯，但是摸上去绝不是硬的。但是枯与燥二者是有关联的。临床上不可截然分开。

临床意义：

①辨阴虚

阴液为血液的组成成分，阴液充足，血液得以润养，则脉润泽；阴液不足，血液失润泽，则脉干枯。

②辨体液充足与否

体液充足则脉体滑润；体液不足，缺水的患者则表现脉体干枯，尤其以左尺脉明显。临床上常用脉象的干枯和滑润与否指导患者饮水量的多少。

需要指出的是，25对脉象要素难易程度参差不齐，建议初学者从较简单明了的要素如内外、曲直、浮沉、迟数、结代、粗细、强弱等开始学起，循序渐进。在把自己的手指训练的灵敏之后，再去体会比较难于把握的要素。

看到最后可能大家仍有所疑问：传统脉法传承千年，为什么要分成这许多脉象要素呢？恩师齐向华教授的一段话正好可以回答这个问题，现与诸君共享，并作为本文的结束语：

世间万物都可以分化为基本元素：万紫千红的光线最终分化成七种光，千万首音乐最终分化成七个音节，脉象这个复杂的信息系统亦可以凭着我们敏感的神经分化成脉象要素，这些要素都是单物理性质的。为何要分化成一个个要素呢？第一，古代的脉象描绘系统完备吗？看了脉象要素就会发现，古人并没有把我们的手指感觉用全，如寒热觉就没用。但是古人的脉象系统已经被固化，许多后人新发现的脉象特征进入不了这个体系。第二，古代许多脉象是一种感觉吗？如弦脉，主寒、疼、风、肝郁等，其形态是完全一样吗？感觉体会一样吗？答案自然是否定的，古代的许多脉象是多因素脉象，其组分因素会根据所主不同出现差异，其指感是随所主病因的不同而变化的。就如同音乐的1、2、3，其长短和位置的变化会出现完全不同的音乐一样。

脉象是手把手教的功夫，古代的脉象描绘系统和实际操作系统存在差异很大，这也是流传困难的原因。讲不清是最大的障碍，所以我冒天下之大不韪，把脉象这个"整体建筑"拆成了"木头"、"石头"、"水泥"、"玻璃"……有了这些基本元素，加上新发明的"地板砖"等，会建成一个更加辉煌的"建筑"。要素本身具有自身的意义，同时与其他要素发生联系又会表示出其他的意义。正如音乐，1、2、3单发声和12、13联合发声会出现完全不一样的效果。有了脉象要素的思维，脉象理论就成了开放系统。新的发现随时会被吸纳进来，历史给了我们这个机会。但是脉象要素系统目前还不完备，有待大家的技术性完善。

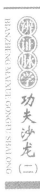

探讨脉象系统的整体性

主讲人：付文倩

1. 整体性

（1）整体性原理

复杂事物的内在本质之一是整体不等于部分之和，这种特性和规律称整体性原理。

举例：三原色大家都知道，红、绿、蓝。红＋黄＝橙黄＋蓝＝绿蓝＋红＝紫，红＋黄＋蓝＝黑。就不能说是简单的色彩相加，所以不同的要素相加会得到不同的结果。

（2）脉象背景与图形

图形：独立的、具有明确形状的部分

背景：视野中的其余部分

右图就是著名的"鲁宾之杯"。"鲁宾之杯"就是揭示背景与图形

关系的著名图案。如果把黑色部分看作图形、把白色部分看作背景，结果会看到一只浮现在白色背景上的黑色杯子。

反之，如果把白色部分看作图形、把白黑色部分看作背景，则可以看到两张对视的脸。

这幅图，黑白两部分都可以看做图案，但却不能同时看出杯子和人脸。这也是我们人类认知的特性之一。大家可以想想我们初中上数学课时老师讲的集合的概念。集合，元素……有一定的相通之处。

（3）图形-背景知觉

与视觉一样，脉象也存在"图形与背景关系"，脉象中各种信息都要依靠脉象整体背景衬托而显现。

在脉象系统中，最基本层次是脉象要素，最高层次是整体脉象。

（4）举例

肿瘤患者由于血液黏度的升高，整体脉象表现"涩""稠"特征，相应肿瘤发生部位脉位显现"涩""稠"，并结聚形成如摸橡皮感的"凸"，这样定位诊断就容易。

（5）"背景"特征涉及的与整体脉象有关的因素

迟数、稀稠、粗细、滑涩、刚柔、寒热、上下、疾缓……"图形"特点相对具有局限性和鲜明性，如凸凹、动静……

个人理解："背景"是一个大前提，在这个前提下，考虑"图形"才是有意义的。

就像我们学政治学历史，总讲求在当时的政治背景，历史背景下，然后去理解当时人们的行为习惯。脱离了背景，我们怎样去理解封建社会的男尊女卑，几十年前的"文化大革命"？

（6）小结

我们暂可以这样认为：目的是在"背景"中识别出"图形"，所以脉诊首先要体会整体脉象。抛开整体而注重局部，像"一叶障目，不见泰山"在脉诊过程中是不提倡的。

就像是如果一个整体脉：短、涩。另一个人整体脉：动、数、粗、疾、驶。在某个局部都有"动"的谐振波出现，我们难道要一样对待么？一个思，一个怒，处方又怎能一样？

2. 临床举例

最近在综合内科实习，那里的病号是千奇百怪，各式各样。也碰到一个挺典型的患者，女性，50岁，身材中等，微瘦，面色稍暗。据家属说，没有什么严重的病，就是经常咳白痰，偶有头晕。各项指标也基本正常，她觉得浑身难受，在医院才安心，就怕出院。

主诉：咳痰畏寒5年，伴头晕、焦虑1年。

现病史：患者五年前始出现晨起咳痰，初为清痰，近两年出现白色黏痰。一年前因受到惊吓而自觉周身紧缩不适，偶有颤抖心慌，生气紧张时加重。心中有焦虑，畏寒，眠浅易醒，时有头晕，休息后即缓解。曾服西医化痰加中药疏肝理气之剂及抗抑郁药、镇静药等，效差。现症见：晨起仍咳白色黏痰，自觉周身紧缩不适，偶有颤抖心慌，生气紧张时加重。心中有焦虑，眠浅易醒，时有头晕，休息后即缓解。纳少，小便调，大便干。舌淡红，苔薄。

脉象：

整体脉象：刚、细、长、动、敛、数。

局部脉象：左寸沉、动。左关浮、凸。左尺浮、热。左三部下、进少退多、来疾去疾。右寸浮、热、动、滑。右关浮。右尺沉、枯、敛。右三部上、滑、进多退少、来疾去疾。

脉象分析：整体脉象表征患者像是个阴虚体质。动（寸脉明显）、敛、数，应该是病人长期紧张焦虑，心理压力比较大，时时放心不下，有害怕、惊恐因素。这个"数"也应该有阴气相对不足，阳气相对偏盛的原因，所以血流速度是加快的。刚、细、长，表征患者体质是"金形人"，素体薄弱，心细谨慎。觉得这个还是比较确定的。柳师兄之前的讲课中提到金行人的脉象特点，金行人脉象大致有浮、直、薄、细、刚、敛等脉象要素。

这类体质人易患疾病：肠炎、哮喘、高血压、颈椎病、心脑血管病、便秘、焦虑症等。

这类体质的中药调整处方：沙参麦冬汤、六味地黄丸、半夏厚朴汤等。

先把握整体脉象得出患者是"金形人"的体质，得出大前提，因个性治宜。对于具体疾病的诊断就有了下手之处。

左寸脉"沉"为容易生闷气，性格还算是比较沉静的，倒不是太容易着急，也没有太着急的脉象表现。左关"浮"、"凸"为胆小怕事，生气不敢发作，郁怒气结，痰瘀交阻停聚，也是我们常说的生闷气的脉象，应该还有胃胀气的表现，我就又问了一下她，确实会觉得时有胃胀，饭量小；左尺脉"浮"、"热"为肝郁化火，注于下焦，应该能解释她的大便干；左三部"下"，为气虚推动血液运行不利则三部脉向近心端偏移。细问患者，以前是民办小学的老师，长期操心多，心理疲劳，工作和生活缺乏动力才会有"下"；"来徐去疾"表示患者胆量不足，心胆气弱。总体表明胆小、退缩。右寸脉"浮"、"热"表征肝木侮金，火热上炎，肺气降下不利，上焦火热郁结，导致头晕。右寸"滑"，是否可用此处的化火生痰解释患者的咳痰呢？因为此处能感受到思虑的谐振波。右关"浮"是肝木乘脾，肠道胀气。右尺脉"沉"表征患者情绪始终处于低下的状态之中。"敛"是她心小，心里放不下，应该是缺乏家人的关注和爱护。"枯"表明患者思虑伤阴。右三部"上"表征气机郁滞不畅，壅塞上焦，她偶有头晕。"滑"是津液代谢不利化生痰浊。"进多退少、来疾去疾"表征个性胆小，害怕，有惊悸的成分。

患者自诉自己的确胆小内向，和丈夫孩子的交流都少，感觉家人不理解自己，诉说的时候都有想哭的冲动，心情高度紧张，不能释怀，老感觉心里乱。至于如何处方用药，大家可以讨论一下的。

下面是讲课过程中讨论的精华选段：

王鹏：

《辨证脉学》对个性心理的把握很重视，也有许多论述：性急躁则脉疾数，脉搏起始有急迫之感；性宽缓则脉迟缓，脉搏起始段有缓缓袅袅之感；心高气傲、趾高气扬之人，脉多浮；性情沉静沉潜，脉多沉；心小、做事谨慎之人脉体紧细；心胸宽广之人脉象宽缓；耿直之人，脉象挺直；自私之人，或防范意识较强的人，脉象收紧；性情随和之人，脉象宽而发散；精神敏感，易于担心之人，则脉搏高峰段有迅速滑过之感；心理懒惰之人，则脉搏起始慢而散；思维清晰之人，则脉流畅；愚钝或性格怪异，则脉涩滞。这个病人右关浮为肝木乘脾，肠道胀气，可以用柴胡剂。

齐向华：

初学者就是要脉诊和问诊结合反复验证，最后达到脉诊水平的提高。先学着诊脉象的形态改变，逐步过渡到诊心理改变的各种"动"。左寸应该有郁闷不舒的谐振波。郁住升不起来，就侮肺、克脾、走下焦肝经什么的都出现了，可以参看王孟英的医案。气、痰、火、瘀血交杂一起。关键是郁住的气盖住了。降气为主，疏导为辅。

柳洪胜：

大家还原一下这个脉象，使劲想想。这个脉告诉我们什么？透支，还供不上左寸，左寸还沉，本来该掖着藏着的好东西，都拿出来了，整体的气机是一个非常乱套的状态。病变在躯体和心理两个层面，相互交集在一起。左进少退多，说明真累了。

这就是心理的层面，心理给躯体造成压力。老师说的左寸的谐振提示患者的心理状态。这是患者的关键所在。右寸关浮，右尺沉，结合整个脉上，说明肺金不降。右寸滑说明积住了痰。齐师说得太明白了，把脉象用整体思维联系起来。左不升右就不降。气机紊乱，这个人的处方思路就出来了，方子就简单了。虽然表现的很乱，但根本一抓，整体状态迎刃而解。中医要从大处着眼。抓主要矛盾，挨着来啊，先看上下，再看寸，下来是关，也不要上来就看关。

我出个处方，老师看看行不行？半夏、厚朴、茯苓、苏叶、栀子、连翘、黄芩、枳壳、柴胡、炙甘草。

齐向华：

行。见痰休治痰，见血休治血。加降肺气的和滋肾柔肝的药，只要不猛疏肝导致火从窍发就行。最终还是要把左寸那个盖子揭掉。要注意一下这人的个性，肯定是个敏感又憋闷的人，胆小心细，用药要照顾的。对个性的注意，要看证候层面照顾到哪一层次了，以后可以有意识地试试层次治病，层次要对脉把握到极致。用心理治疗也会有效，把病的过程用脉表征出来，层次就分明了，不急着用方，明白了过程，方法有许多，扳机点有多个，条条道路通罗马，象战斗一样，虎口掏心什么的哪个都可以。目前的病机认识是横断面的，真正要掌握是疾病过程流，从而俯瞰整个疾病过程。

近来群里进来了不少临床的硕士研究生，对大家学习脉学的热情表示欢迎。其实脉象诊断就应该从年轻的时候练起，一旦形成了一些习惯和思维定式就不好改了，经常见到一些从业多年的中医大夫跟着我学习脉诊，可是最后怎么也学不进去，习惯不好改变了。就像一些体育运动的姿势，一旦形成习惯改起来较难一样，打好基础最重要。

陈鑫：

脉也可以候阴阳。气为阳。血为阴。气血的变化，也就是阴阳的变化。《素问·脉要精微论》云："微妙在脉，不可不察。察之有起。从阴阳始。"气血论认为，懂气血，则识脉。传统中医认为，气是功能，血为物质。哲学认为，任何物质都有阴阳两面，个人理解。

郭光全：

趋动趋升趋散之气为阳，趋静趋降趋敛之气为阴。气有阴阳周流为二，实为一也。此一气周流之谓也。物理思维理解中医是个死胡同，非用物理思维的话，就是说天人共振体，小宇宙继承了大宇宙的运行体制。

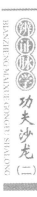

脉象三因素之我见

主讲人：任汉书

1. 脉象要素一般认识

在脉象方面大家都是高手，都能做到细致化的把握患者的病名病位，所以就不班门弄斧了，我觉得细致化后期大家还应该反过来想想脉象的含义，即有胃气，有神气，有根，简言之就是气血，我觉得这方面也是有它自己的价值的。

中医将脉象视为生命的语言，它蕴藏了丰富的人体信息。脉象的产生，与心脏的搏动，心气的盛衰，脉管的通利和气血的盈亏及各脏腑的协调作用直接有关。由于脉象在一定程度上能反映人体的各种生理和病理情况，是观察体内功能变化的一个重要窗口，因而脉诊对识别病证、判断病情、分辨病机和推断预后，都具有重要意义。而个人觉得把脉把的是形，体会的实际上是内在蕴藏的神机。正常人的脉象称为平脉，平脉反映机体气血充盈，脏腑功能健旺，阴阳平衡，精神安和的生理状态，是健康的象征。平脉的主要特点是：一息四五至；不浮不沉，不大不小，从容和缓，流利有力；寸、关、尺三部均触及，沉取不绝。这些外在的特点反映在内涵上脉学中称为有胃、有神、有根。"有胃"，即脉有胃气。脉之胃气，主要反映脾胃运化功能的盛衰、营养状况的优劣及全身气血的盈亏。正如《素问·平人气象论》所说："人以水谷为本，故人绝水谷则死，脉无胃气亦死。"胃为水谷之海，后天之本，是人体营卫气血之源，人之死生，决定于胃气的有无，所谓"有胃气则生，无胃气则死"。

（1）脉有胃气的特点

脉有胃气表现在很多方面，暂且举几点：

①脉位居中，不浮不沉。

②脉率调匀，不快不慢。

③脉力充盈，不强不弱。

④脉道适中，不大不小。

⑤脉势和缓，从容流利。

其中最主要的是和缓、从容、流利，尽管存在人体差异或有生理性变异，但兼有和缓从容流利的指感，就是脉有胃气。

胃气充足的脉象即称为平脉，所谓"有胃为平"，平脉是正常生理状态的反映；缺少胃气的脉为病脉，曰"胃少为病"。《素问·平人气象论》"所谓无胃气者，但得真脏脉不得胃气也。所谓脉不得胃气者，肝不弦、肾不石也。"肝之弦，心之钩，脾之代（缓），肺之毛（浮），肾之石（沉），叫五脏的真脏脉。

（2）脉贵有神

"有神"，即脉有神气。脉神之有无，可察精气之盈亏，并与胃气的盛衰有关。李杲认为"脉中有力，即为有神"，周学霆认为"缓即为有神"。陈士铎《脉诀阐微》中说："无论浮沉、迟数、滑涩、大小之各脉，按指之下若有条理，先后秩然不乱者，此有神之至也。若指按而充然有力者，有神之次也。其余按指而微微鼓动者，亦为有神。"

脉贵有神与脉有胃气的表现基本一致，都是具有和缓有力之象，故周学海说："脉以胃气为有神。"神以精气为物质基础，而精气产生于水谷之气，故有胃即有神。

（3）脉须有根

最后是"有根"，即脉有根基。脉之有无根主要说明肾气的盛衰。

由于肾藏精，乃先天之本，元气之根，人身十二经脉全凭肾间动气之生发，肾气犹存，好比树木之有根，枝叶虽枯，根本不坏，当有生机；若久病及肾，本元亏乏，虽有灵丹亦难起沉疴。

《难经·八难》说："然诸十二经脉者，皆系于生气之原，所谓生气之源者，为十二经之根本也，谓肾间动气也，此五脏六腑之本，十二经脉之根。"有根脉主要表现为尺脉有力、沉取不绝两个方面。因为尺脉候肾，沉取候肾，尺脉沉取应指有力，就是有根的脉象。若在病中，证虽危重，但尺脉沉取尚可摸得，则为肾气未绝。即上部无脉，下部有脉，虽困无能为害。所以然者，人之有尺，譬如草之有根，枝叶虽枯槁，根本将自生。相反，若尺脉沉取不应，则说明肾气已败，病情危笃。

脉有要诀，胃、神、根三字而已。胃神根三者是三位一体的，相互补充而不能截然分开，有胃必然有神、有根，即不论是何种脉象，只要节律整齐，有力中不失柔和，和缓中不失有力，尺部沉取应指有力，就是有胃、有神、有根的表现，说明脾胃、心、肾等脏腑功能不衰，气血精神未绝，虽病而病尚轻浅，正气未伤，生机仍在。

2. 小结

简而言之这三点预示了气血的生化流注各项机能的正常，身体健康，反之则为病。

下面是讲课过程中的精华选段：

崔晓敏：

如果脉贵有神与脉有胃气的表现基本一致，既然基本一致，何必又要分有胃、有神啊？

任汉书：

其实就像气血为什么要分开一样，就是要标示特点便于分析病机，胃气代表了一种生机，神气代表一种气立吧。关于有根无根要根据个人体质并且要注意寸关尺脉象的对比。关于神，打个比方，一个人向你走来，你一眼就会看见这个人是高兴还是伤心，可以考虑一下神态感受一下他的精神状态。

每个人都有自己寻找问题的方式，脉象寻找的应该是病因。辨证脉学指给了大家一条理解中医的路子，它的涵盖性很广，我是这么理解的，脾胃为后天之本，有胃气也就是营养好，脉很小资。肾为先天之本，有根即为先天条件好。有神就是充分利用先天后天的好条件，蒸蒸向上的势头。

谈脉象的形与神俱

主讲人：陈鑫

1. 脉象的基础

首先，我想说说脉象的基础是什么，也就是脉为什么能反映人体的生理病理情况？我认为，脉者，血之府也，脉象和血液是一个完整的网络系统。全身所有器官都有血液通过，血流系统是一个完整的网络系统，所以理论上人体任何一个脏腑器官出现问题都会影响到血流的改变，都会在脉象上留下痕迹。脉的形成原理，还有气血论，脉乃血脉，赖血以充盈，靠气以鼓荡。《医学入门》云："脉乃气血之体，气血乃脉之用也。"所有脉象的诸多变化，也都是气血变化的反映。当然，脉也可以候阴阳，气为阳，血为阴。气血的变化，也就是阴阳的变化。《素问·脉要精微论》云："微妙在脉，不可不察。察之有纪，从阴阳始。"

2. 脉舍神的认识

脉舍神，神与脉关系密切，大脑皮层下传至皮层下中枢，如心脏和血管的调节中枢，然后传至植物神经。当遇到应激反应的时候，传至大脑皮层下中枢，作用于血管运动中枢，调节血管的收缩和舒张。以上两点也说明了脉对形与神俱的理论基础。

读了齐老师的《辨证脉学》，发现他对形与神俱的解释很通透，下面举两个例子来看看。

首先是一个方子，来自齐老师的《辨证脉学》香苏散。

组成：香附　苏叶　陈皮　甘草

功效：疏风散寒，理气和中。

主治：外感风寒，内有气滞证。发热恶寒或恶风，头痛无汗，身疼肢楚，胸脘满闷，不思饮食，舌白而脉浮。

辨证脉象系统：刚、敛、沉、凉、迟、缓、涩。

分析：香苏散的病机是在患者原有情志内伤，气血郁滞的基础上，有感受风寒，邪气束表。一个完整意义上的人，是心理与躯体两方面密切结合的体现，一个现实生活中的人，时时刻刻都要有一定的心理活动，这些心理活动一旦过激，就会停留在某种心理紊乱的状态之中，导致气血运行紊乱，成为发生躯体性疾病的宿根，正气不得正常的外出肌表抵御外邪，则易于导致邪气的侵袭，发生外感性疾病，这是临床中一个常见的情况，如果此时只注重外感的治疗，往往难于取得疗效，其原因在于机体内部已经存在的"潜在性病因"。此时治疗当以治疗内伤为主，酌情加用治疗外感的药物即可，或直接应用疏解内里气滞的方药，如逍遥散、柴胡疏肝散等。"大气一转，其气乃散"，一俟体内结滞的气机得开，正气外出抗邪，外感病不治自愈。香苏散证的辨证脉象系统充分体现出病机的整体意义，风寒邪气束于肌表，阳气不得达于外，肌表组织绌急，经脉挛缩，则脉现刚、敛、沉、凉诸脉象要素，方中以苏叶辛温发散治之；思虑过度或郁闷不舒，气机运行不利，则脉迟、缓、涩，这些脉象要素都是心理脉象的成分，需要医者有较高的心理脉象水平进行客观评定，因为情志不舒的患者往往不能主动提示给我们。方中以香附、陈皮、甘草疏理气滞治之。具体的两方面病机的用药剂量配比要依照脉象要素的程度进行斟酌。如果在以上脉象要素的基础上又出现了脉象中取或沉取的"热"象，则宜加用栀子、牡丹皮，以化除郁热。

病例讨论

韩某，女，70岁，2010年10月22日初诊。

主诉：胃胀、泛酸水半月。

现病史：胃胀泛酸，恶心欲吐，伴有胸闷气短，盗汗，头昏，无头晕头痛，便秘，3日一行，小便调。

既往史：冠心病史30年，高血压1年。

舌象：舌暗红，苔薄。

脉象：

整体脉象：滑、动、稠、脉中拉丝。

局部脉象：左寸脉沉；左关脉浮、敛、深层血流点状凸（甲状腺占位）；左尺脉浮、敛。左三部脉整体高、略强。右寸脉沉；右关脉浮、浅层血流凸（年轻时乳腺增生）；右尺脉沉。右三部整体脉略高、敛。

脉象分析：患者左关尺"敛"，表示平时个性谨慎，对事情比较在意；左寸"沉"表示有遇到生气的事压抑自己不发泄的历史，而气机郁结；左关、尺"浮"表示，肝郁气滞，并化火注于下焦；左侧整体脉象的"高"和略"强"，表示肝气郁结，气机结滞，用许跃远脉法评定为胃部胀气。右寸和尺脉的"沉"表示患者性格沉静；右关"浮"是肝木乘脾，肠道胀气；右侧整体脉象的略"高"也是肝气郁结，胃肠胀气；"敛"是患者平时相对孤独，所获得的心理支持较少。整体脉象的动是一种迟滞的麻涩感，为肝气郁结的特征脉象；"滑"、"稠"、脉中拉丝是肝郁气滞，阻碍水液的正常代谢，痰浊内生。左右手关脉的"凸"表示气机郁滞，痰瘀互结，停积在甲状腺和乳腺。综合脉象特征的所有内容，可以发现患者的个性因素、心理经历、肝气郁结、肝郁乘克脾胃、肝郁化火下注、气滞水停、气血痰交阻的不同证候层次。

诊断：瘰证。

病机：肝气郁结，痰浊阻痹。

治法：疏肝解郁，活血化痰。

处方：苏梗 20g　香附 15g　苍术 20g　桔梗 12g　枳壳 15g　陈皮 12g　半夏 9g　厚朴 15g　白芍 30g　当归 15g　浙贝 12g　甘草 9g

7 剂，水煎，日 1 剂。

后经几次调理，处方的加减，治疗过程中患者出现嗳气多，肠鸣增加，大便泻下，小便增多等表现，之后自觉诸症消失。以上是关于脉对形与神俱的体现。

略谈当代脉学流派

主讲人：李晗

1. 黄氏脉诊

黄传贵是黄家医圈传人。黄氏的脉诊方法是依据心脏、血管、血液和外力这四个因素的联合作用也称为四个要素，探索出来的定位脉组，通过外力使诊断部位的血管位置变动、血管变形、血管管腔变形、血液流速减慢、血管阻力增加等状态下出现的脉动点进行有机组合，产生左右手的横单脉组、纵单脉组、交单脉组和经络脉组，共计1521组定位脉像，俗称"千步脉"。

上脉与上脉配合，中脉与中脉配合，下脉与下脉配合，为横单脉组。上脉与中脉和下脉三个脉垂直配合，这是纵单脉组。上脉与中脉配合，与下脉配合，这形成交单脉组。中脉与下脉配合，形成经络脉组。经络脉组比较复杂，这些脉组再交叉组合，就成了1521种了。

2.S中医

韦刃先生在继承古典中医"环"理论的基础上，将其精华（气，环，脉）与现代科学技术融为一体，创立了S中医。"S"，读作振荡，是对系统整体能量体态的表征符号。S中医是以人体系统能量过程为操作对象，从稳态控制着眼，以脉诊为辨证诊断依据。脉诊最突出的特点是唯脉，震荡，无症，随机。由于直接把脉象和用药对应起来，不问是何病证，处方非常快，脉诊治疗一气呵成。由于辨证精准、处方精炼，不仅疗效快捷而且用药少，能明显减轻患者的经济负担。看脉用药，药味不多，几十味药，候完脉马上就给药，给药后 3～5 分钟立即再候脉，或者再根据脉的变化，再给药。

附病例一则

某男，7 岁，前胸遍发扁平疣，褐色，高出皮肤 1mm，绿豆大，痒，搔之出血，已 1 周余。

脉证：左脉寒水、寸轻。右脉濡郁动。

治疗：直灸身柱、命门各五壮。腰背、腰身皆温热。右脉转濡瘀。仍有寒象。

处方：白术 0.5g　附子 0.5g　茯苓 1g　甘草 0.3g

散，分 3 次服下。

效应：服后痒止。次日开始脱落，两天之内脱落净尽，拂之光滑。

3. 王光宇脉诊

创立了一套全息微观脉学理论，将人体分为七部分，打破了传统脉法候脏腑的局限，提出了"脉度"是准确诊断疾病的关键。所谓脉度，即诊脉时使用不同的指力进行总按、单按所得到的不同层次的脉度强度，将脉诊的精确度和准确度加以提高。如中取的脉度为三指同时下压各自寻找到寸关尺的最强脉力点的时候，以此对照三部脉的脉度，从而确定病变部位。他特别提出弦脉、涩脉与众不同的观点：如弦脉，不是以传统的"端直以长"为依据，而是以"左右弹"和"大小单双有重轻"这两个特点来形容弦脉，并将弦脉分为12个脉度，点点弦、点弦、点稍弦、稍许弦、稍弦、稍略弦、略稍弦、略弦、略微弦、微略弦、微弦、弦。

4. 许氏脉诊

安徽许跃远根据现代医学的血液流变学和神经支配的理论，开创了许氏微观脉的先河，在脉学研究过程中通过大量的 X 光、B 超，CT、MRI 等诊断，对脉诊的准确性逐一验证，大大提高了临床脉诊的准确率。其脉诊的最高境界是手下的脉人。他认为，寸口脉的分属好像是胎儿睡在脉道里，一侧寸口脉就是他的半个身躯，各个脏器基本按人体解剖部位排列在脉道中，候脉就是摸脉人。

许氏将异常的脉动称为"脉晕"，在寸、关、尺三部，上、下六个层次发现脉晕即为病脉。

病例一则

张某，女，56 岁，患肺癌脑转移，MRI 显示脑部左右各有一个肿块。经介绍找到北京肿瘤专家治疗，肿块开始缩小。

脉诊：双寸脉上缘均可感到有一粒脉晕点，左侧比较沉，不活动；右侧比较滑疾，有头尾，似要扩散的感觉。据患者说，右侧的确比左侧肿块大，而且有少许脑积水。

脐谱：针之前候脉，以右侧点为例，取位艮、兑、坤、乾，针后再候脉，右寸上的脉晕点滑疾现象减弱，留针 25 分钟之后，脉晕点稳定不滑不疾，但还存在。

5. 寿氏心理脉学

由北京寿小云教授首创现代心理脉的理论和诊治方法，使人类第一次能够直面他人的心理情感活动和心理致病因素，重在解决身心疾病中心理成分的确认和识别，探讨心理因素和病理因素在同一疾病发展过程中的不同影响及演变规律。

病例一则

汤小姐，以闭经来诊，自述月经已两月未至，原因不明。

脉诊：双手没有明显病脉出现，右尺脉略细，左寸脉近端出现一细丝样感觉，微涩应指，此为心痛刃的轻度脉象。

考虑月经不来与心情有关，但是右尺脉并未显示有生气郁怒的脉象，于是询问病人，是否有不愉快的事情憋在心里。病人马上眼圈发红，欲哭状，再细问之，原来刚刚与男友分手，但分手的原因莫名其妙，男友的分手理由竟然是因为她太优秀了，自己比不上她，所以分手。

分析：右尺脉未见怒气痕迹，左寸却出现心痛刃，说明病人的心痛刃并非怒气，争吵，生闷气所造成，而是一种无奈的伤心所致。

治疗：用养血安神、益气养心的方法。

方药：甘麦大枣汤合归脾汤浓缩颗粒剂配方，每次 4g，每日两次。

6. 金氏脉学

以传统中医和现代医学理论为基础，结合当代相关科学知识和成果，以脉诊为手段，用数学为量化工具，创造性地提出了一种崭新的脉学理论——金氏脉学理论。他将脉动这一连续的运动过程分解开来，形成多个脉点，并将诸多脉点与人体脏腑组织器官逐一对应。

7. 周氏图像诊脉法

周华青先生在古代脉学基础上，参考现代医学诊断，提出脉象分为主脉和副脉，并把临床疾病的主、副脉形态用图像的方式表示出来，使脉象变得直观形象。主脉就是主宰五脏之脉，它在人手腕桡动脉寸关尺部位往返运动，反映五脏的状况。主脉的特点是长存的，有病时有，无病时也有。副脉是主脉的派生，它出现在主脉的周围，特点是暂存，有病则现，无病则藏。

8. 辨证脉学

"辨证脉学"是中医传统脉学在现代条件下的突破和创新，它有两个鲜明特点：一是"辨证"，这是这一新学说的灵魂，是从辨证论治出发为辨证论治服务，是中医脉学的现代发展。二是"系统"，这是这一新学说的创新所在，是运用现代系统科学的理论和方法，从新的视野来探讨和阐明脉的系统特性和规律，解决了经典脉学没有解决的诸多问题，总结出一系列新的概念、观点、理论、方法，形成一套新的学术体系。"辨证脉学"标志着中医脉学的现代研究上到一个新的台阶。

临床拾贝

LINCHUANG SHIBEI

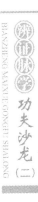

浅议贫血脉象

主讲人：王鹏

贫血（anemia）是指人体外周血红细胞容量减少，低于正常范围下限的一种常见的临床症状。贫血的病因是由于血液携氧能力下降所致，常见的有缺铁性贫血、溶血性贫血、再生障碍性贫血等多种类型。临床上以血红蛋白（Hb）浓度来诊断贫血，即海平面地区成年男性 Hb<120g/L，成年女性（非妊娠）Hb<110g/L，孕妇 Hb<100g/L 作为标准。

1. 贫血脉象思路

通过脉象诊断贫血是中医脉学与现代医学中血液流变学密切结合的一种实践，我们通过多年临床探索，证明血液成分与脉象脉点之间确实存在对应关系。血液的理化特性发生变化，可以反映到脉象的变化当中。运用脉学的一些技术对脉动进行分析，可以发现机体血液成分改变时脉象的信息特征，古人称之为指法操纵之决。清·周学海在举例诊察孕脉时谈到"迭用举、按以审其势。先以指重按至骨，令脉气断绝，不能过指，旋忽微举其指，尺部之下必有气如线，漉漉争趋过于指下，如矢之上射。"这种气线过指即是对血流的一种描述。今人如金氏脉学随测法也可取得这种脉象信息，方法是用指腹取定脉位，按照脉动的起搏和回落加减指力，使诊脉时指力的变化速度与脉搏的起落速度一致，从而实现采集贫血时的脉象信息。

齐向华教授在《辨证脉学》论述 25 对脉象要素稀稠时谈到，脉稀是血液质地稀薄的指下感觉。运用质地识别觉，感知整体脉象，采用总按整体三部脉，取最大血流层面感受血液质地浓度。这些对脉象脉法的论述为我们提取贫血脉象特征提供了理论指导和操作的可行性。

2. 贫血脉象特征简介

(1) 指下脉感质点稀疏

血液可看作密闭管道中的不可压缩流体，由于血液中含有血细胞和血清等多种成分而密度不均，血流在大血管中很少呈现分层流动，而是出现湍流状态，给施脉者以充沛鼓指之感。从血液生理来讲，红细胞是血液中数量最多的一种血细胞，正常男性每微升血液中平均约 500 万个(5.0×10^{12}/L)，女性平均约 420 万个（4.2×10^{12}/L）。红细胞所含血红蛋白，使血液呈现红色，每个红细胞内约有 80 个血红蛋白分子，这些血红蛋白在血液的气体运输中有极其重要的作用，在血液中由红细胞运输的氧约为溶解在血浆的 70 倍，在红细胞的参与下，血浆运输二氧化碳的能力约为直接溶解在血浆中的18倍，故而血液中血红蛋白数量正常时，脉象测量指感应该是充实、具有一定浓度，脉象质点均匀，而当人体贫血时由于红细胞血红蛋白数量、体积的不足，红细胞比容下降，血液有形成分缺失而导致脉感质点稀疏，诊脉时指下就是稀薄的感觉。

（2）脉象的力度不足，脉搏无力

贫血的临床表现一般为乏力、易倦、头昏、心悸、气促、心率增快等循环系统表现。这是由于贫血时红细胞内合成较多的2,3-二磷酸甘油酸（2,3-DPG），以降低血红蛋白对氧的亲和力，使氧解离曲线右移，使组织获得更多的氧。轻度贫血活动后引起呼吸加快加深并有心悸、心率加快。贫血程度愈重，活动量愈大，症状愈明显。当重度贫血时，即使平静状态也可能有气短甚至端坐呼吸。长期贫血，心脏超负荷工作且供氧不足，会导致贫血性心脏病，此时不仅有心率变化，还可有心律失常和心功能不全。这些症状的出现是由于血红蛋白量减少，血液含氧量、血氧饱和度皆不足引起的，机体组织得不到充分的氧供应，缺氧使得心脏搏动代偿性加快，血容量代偿性增加，心脏总的排血量增加，外周微血管代偿性扩张而外周阻力减小，形成高排低阻现象，脉压差加大，血流速度加快。心肌本身由于缺氧，搏动虽快但缺乏力度，这时的脉象摸上去就显得力度、脉势不足，呈现无力的脉象。

（3）流利度增加，呈现滑动之象

血液有流动性，具有一定流利度。血液中有形的细胞成分悬浮在血浆里使血液具有一定的黏滞性。这种黏滞性来自于血液内部的分子和颗粒之间的摩擦力，血液的这种黏滞性可以测定，临床称为血液黏度。血液的黏度主要决定于红细胞的数量和在血浆中的分布状态以及血浆的黏度。血液的黏度越高，血液在血管中的流动阻力越大，机体组织器官的血液灌注状态也就越差，从而造成组织缺血缺氧。血液黏滞的程度是根据血液流变性变化情况分类划型的，贫血属于低黏滞血综合征，主要是血液质地稀薄，表现为血液黏滞性低于正常。形成低黏滞血征的原因主要是红细胞压积降低，多见于出血、尿毒症、肝硬化腹水、晚期肿瘤、急性白血病等。红细胞压积降低，血液流动性增加，流速快，指下感觉速度波异常。红细胞比积降低到 $30\%\sim35\%$ 左右，这个压积下血液黏度显著下降，血液流动性增加，脉象呈现流利度增加，趋于滑象。

以上贫血脉象特征的探讨只是对脉学技艺的初步尝试。脉学技术古老而神奇，我们看到古人对血液成分的脉象感知是有记载的，只是他们泛泛归类于浊脉、涩脉而已，是一种对脉体要素范畴的追求。清·周学海在解释牢脉时曾谈到自己的感受是浑浊之中更带滑驶，指下如拖带无数黏涎也。他对此种脉象的理解是气血本浊，湿邪深渍。描述真切并直中病理。可以看出脉学时至今日其内涵历久弥新，仍焕发出勃勃生机。我们这一代中医工作者有义务继承挖掘这一瑰宝，勇于接受挑战，勇于创新，顺应新时代对中医学的要求。

精气血津液亏虚是什么脉

主讲人：李晗

精、气、血、津液在人体生命活动中占有极其重要的位置，生理上互相联系，病理上互相影响。今天跟大家一起讨论一下精、气、血、津液亏虚时的脉象表现。

1. 精亏

主要是指肾精不足及其功能低下时所产生的病理变化。与精亏关系最密切的脉象要素为——稀。

稀稠指脉管中血液的黏稠程度，表示血液成分密度的变化，即血中内容物的多少。血液有形成分和溶质增加，血液浓度增高则稠；血液有形成分和溶质减少，血液浓度降低则稀。从中医的角度而言，人体肾精不足，阴血亏虚，血液中精微物质减少，则脉稀。抓住这一个要素，则抓住了精亏的重点。但是临床辨证的时候不能单凭一个脉象要素，要放在整个脉象系统中综合分析。以下所列举的单一脉象要素是我觉得相对而言比较重要的。

精亏的脉象要素系统

（1）局部脉象要素

弱：精气亏虚，脏腑失却精气的充养而功能不足，反应在相应脉段则血管内压力减小，肾精不足，可见尺脉弱。

薄：精气不充，脏腑失养，对应脉位血管壁变薄。

细：精血同源，精亏则血虚，脉道不充，相应脉位变细。

浮：精亏阳气不能内敛，漂浮于外，相应脉位变浮。

刚：肾精不足，腰部经脉失养，无力主持腰部的功能，则出现尺部桡侧缘的张力增加。

（2）整体脉象要素

稀：精气亏虚，血液中的精微物质减少，血液质地稀薄。

细：精亏血虚，脉道不充。

弱：精亏导致气血亏虚，脉道不充，脉管内压力减小。

（3）演化脉象要素

枯：肾精不足累及肾阴，肾阴不足为主者，则左尺脉枯。

寒：肾精亏虚，累及肾阳，肾阳不足为主者，则右尺脉寒。

2. 气虚

气虚指一身之气不足及其功能低下的病理状态。气虚最主要的脉象表现为——弱。

强弱，指脉搏压力的大小，即脉搏反作用于手指的力度大小。周学海说："强弱，以诊势之盛衰也。"临床上若见寸脉内压力较大，而尺脉内的压力较小者，表示气血直冲犯上而产生壅塞，身体下部气血不足，出现上则火热，下则虚寒的症状。

通过对强弱的体会，可以辨别气机的变化。

气虚的脉象要素系统

（1）局部脉象要素

浮、散、粗：气虚不敛，浮越于肌表，则脉位浮，桡动脉相对粗、散，脾胃气虚常见右关脉浮，肾气虚常见右尺脉浮。

薄：气虚不养，桡动脉血管壁较薄，心气虚可见左寸脉管壁薄，肺气虚可见右寸脉管壁薄，脾胃气虚可见右关脉管壁薄，肾气虚可见右尺脉管壁薄。

柔：气虚充盈脉道不利，血管壁张力降低。心气虚可见左寸脉管壁柔，肺气虚可见右寸脉管壁柔，脾胃气虚可见右关脉管壁柔，肾气虚可见右尺脉管壁柔。

弱：气虚推动血液运行乏力，血管内压力变小，心气虚可见左寸脉弱，肺气虚可见右寸脉弱，脾胃气虚可见右关脉弱，肾气虚可见右尺脉弱。

细、沉：脏腑功能不足，则相应部位出现细、沉，心气虚可见左寸脉细、沉，肺气虚可见右寸脉细、沉，脾胃气虚可见右关脉细、沉，肾气虚可见右尺脉细、沉。

（2）整体脉象要素

浮：气虚阳气不得内守，浮散于外。

薄：气虚无力则不能保持机体肌肉的丰满，反映于血管壁则较薄。

柔：气虚脉管变薄，血管壁的张力降低。

散：气虚敛摄功能失常，则脉道涣散。

弱：气虚无力充盈脉道，脉搏压力降低。

粗：气虚统摄失常，脉道涣散变粗。

细：气虚充斥脉道不利，脉道变细。

怠：气虚鼓动乏力，脉搏波传导速度减慢。

进少退多：气虚无力推动血液运行，使血液的振荡式前进模式失衡，出现进少退多。

来缓去疾：气虚无力维持心脏急速射血的爆发力，导致脉搏上升支搏动传导减慢。

（3）演化脉象要素

涩：气虚推动血液运行不利，血液瘀滞不通则脉涩。

稀、滑：气虚运化水液功能障碍，水液代谢不利，蓄积体内则脉道内容物变稀变滑。

3. 血虚

血虚是指血液量的不足或濡养功能减退的一种病理状态。血虚最主要的脉象要素为——细。

粗细属于脉搏波要素，指手指感觉到的脉体的粗细，也就是动脉管周向半轴大小的变化。血液充盈者，其脉粗。血液不足，脉道不充，则脉细。

血虚的脉象要素系统

（1）局部脉象要素

细：脏腑血虚，充盈脉管不利，则见相应脉位的管径变细，心血虚可见左寸脉细，肝血虚可见左关脉细。

弱：血虚无力充盈脉管，脉管内的压力减小，心血虚可见左寸脉弱，肝血虚可见左关脉弱。

沉：血虚不充，脉位趋于沉下，心血虚可见左寸脉沉，肝血虚可见左关脉沉。

（2）整体脉象要素

细："脉为血之府"，血虚血液不足，脉道不充，则脉管变细。

稀：血虚则血液中的有形成分减少，血液质地稀薄。

刚：急性失血后循环系统处于应激期，血管壁的张力增加。

弱：血容量不足，导致血管内压力降低。

沉：血容量减少，脉道不充，脉位沉下。

（3）演化脉象要素

浮：血虚阳气浮越，摄纳功能失常，或血虚至极，阳气有外脱之势，则脉位变浮。

4. 津亏

津亏是指由于津液亏少，失去其濡润滋养作用所出现的以燥化为特征的病机变化。津亏最主要的脉象要素为——枯。

枯荣是指脉内或干枯或润泽的感觉，表征的是脉内含水量的不同，可以使我们了解机体的体液状况。机体含水量多则荣，机体含水量不足则枯。在临床具有很强的实用性。

津亏的脉象要素系统

（1）局部脉象要素

枯：津液亏虚，无以荣润脏腑，则相应脉位变枯，肺津不足可见右寸脉枯，胃津不足可见右关脉枯，膀胱津液不足可见左尺脉枯，大肠津液不足可见右尺脉枯。

细：脏腑津液匮乏，不能充盈脉道，则相应脉形变细，如右寸脉细则肺津不足，右关细则胃津不足，左尺脉细膀胱津液不足，右尺脉细则大肠津液不足。

（2）整体脉象要素

枯：津液不足，体内水分减少，润养失职，脏腑组织干枯则脉枯。

细、沉：体内水分减少，血容量不足，脉道失却充盈，脉形变细，脉位变沉。

（3）演化脉象要素

涩：血液中水分减少血液浓缩，血液有形成分之间的摩擦力加大则脉涩。

数：津液亏虚，无力制阳，虚热内生，心跳加快则脉率加快。

以上就是我要和大家分享的内容，希望大家有所收获。需要指出的是，各个脉象要素系统所列出的脉象要素并不要求全部出现，临床上还需多实践，多验证。切脉有时也不能单单守着一根脉管，多学不同的知识，融会贯通，会帮助我们更好地理解。

下面是讲课过程中讨论的精华选段：

丁晓：

血虚和精亏的区别是什么？

李晗：

精亏主要是指肾精的亏虚，主要是先天的不足。在脉象的表现以"稀"为主，血虚以"细"为主。

王鹏：

血液中含的血红蛋白多，溶解氧气就多，呼吸自然深而匀长，中医叫吸入肝和肾。精亏是中医独到的辨证思维。既然以不足为前提，细和稀是不错的特征。我再加个空软吧。传统脉学叫做"芤"，还可以"革"。

练就一双慧眼——诊脉之道

主讲人：李京民

我们天天讲脉，但是脉诊诊的到底是什么呢？诊的就是病脉。我们诊出的东西最终还是要指导临床。诊脉具体诊什么？辨证脉学"脉象与病证"部分给出了完整的答案：

1. 辨阴阳
2. 辨体质
3. 辨致病因素
4. 辨病机
5. 辨症状
6. 辨病位
7. 辨个性
8. 辨心理经历
9. 辨心理状态
10. 辨预后
11. 辨西医疾病

今天我们主要来看看辨致病因素。致病因素说白了就是病因。那么中医学里的致病因素有哪些呢？具体来讲中医学常见的致病因素有外感六淫、内伤七情、饮食不节、劳倦失宜和年老体衰。以前学中医内科的时候有个想法，就是这中医理论就是糊弄人啊！所有的疾病开头都是这些个内容，老生常谈啊！但是后来我慢慢地发现不是这回事，中医站的高度太高了，说它包罗万象一点也不为过！外感六淫、内伤七情、饮食不节、劳倦失宜和年老体衰几乎涵盖了所有的致病因素。

中医诊病历来重视探求病因，其探求病因的方式主要有两种：一是通过问诊，二是通过症状和体征。不可否认这两种方式在诊断过程中发挥了重要作用，但是这两种方式都有其局限性和不足，那就是包括患者和医者在内的主观性太强。

比如说问诊，或者是由于患者对致病因素进行了错误的判断，或者因为时间久远而忘记了致病因素，或者昏迷的病人存在意识障碍，不能诉说，或者由于涉及个人、家庭问题，不能诉说。比如儿子儿媳妇陪着母亲来看病，因为婆媳关系不好，老人长期生闷气，但是碍于儿子儿媳妇的面子问题，不能诉说，这时候脉诊的优势就显现出来了，即使病人不说，我们也可以通过脉诊获得重要的"情报"。临床上这种情况多了去了，问诊并没有我们想象的我问你答那么简单！

通过症状和体征探求病因也有其局限性。中医学中的致病因素与临床症状和体征之间没有明显的特异性，这时单纯通过症状和体征就不能完全准确地分析出其病因病机。如乏力，临床上很大一部分人一听见患者说全身乏力，就不假思索地说你这是气虚啊，大笔一挥开上大量补气、补血药，结果患者吃了三服药回来说，大夫啊，吃了你的药乏力没减轻，舌头还起了大泡，这是怎么回事啊？这时候大夫又说了，你这是虚不受补啊！这不是笑话别人，有可能我们也会犯这种低级的错误。这就是不诊脉，没有辨清病因的结果。

就这个问题想跟大家一起讨论下引起乏力的病因及其脉象特征。首先我们想的是什么？虚。最基本的是气虚，脉象多浮、沉、软、来缓去缓、进少退多、散、弱。其中个人认为最重要的一点是脉象的散。脉管扩张之后收敛不及，因而呈现出一片散漫之象。因为气对脉的作用，一个是推动，另一个就是收敛。这也是之所以生脉散中要加五味子的原因。但是乏力的原因除虚外还有实呢，主要见于情志郁结之实证，例如肝郁。肝郁脉多见于左寸、右尺，主要是"动"要素，是一种表征肝气不舒的特定的谐振波，诊者指下有麻涩不畅的感觉。在寿老师的书里描述成，拿石子在玻璃上划的麻涩、不舒服的感觉，让人在心理上有抗拒感。"动"要素根据频率、振幅的不同，可以诊断不同心理状态。其他脉象特征都是或然的，与肝气郁结后的病机变化有关，不是诊断肝郁的特征性指标。这些以前都讲过了，我翻翻谷子，拿出来晒晒。这些都是实实在在的东西，大家一定要牢记！

长期处于思虑过度和烦躁焦虑等不良的心理状态，实际上是对全身气血的过度消耗，这也是导致患者乏力的重要原因之一。而现在能认识到这一点的人不多。这种不良的心理状态不解除，用再多的药也是无济于事。就像一个没有底的杯子，无论怎么加水永远都不会满。林黛玉天天琢磨金玉良缘的事，把自个琢磨的那么虚，虽然天天人参养荣丸啊、燕窝啊的补着，心病不去，终究无济于事。这也就是为什么我们临床上对一些病人，明明辨证准确，疗效却不理想的原因。一定要嘱咐病人把心态放平，尽早解除这些不良的心理状态。

常听齐教授说，诊病的过程就是将问题层层剥离发现问题实质的过程。我们当大夫的就是要具有一双慧眼，能够看到病人问题背后的问题。我们现在就是在练就一双慧眼——诊脉之道。

下面是讲课过程中讨论的精华选段：

齐向华：

中医的病因学绝对不是摆摆样子，把临床课程的病因病机部分掌握运用熟了，后面的分型就用不着了。而若是把基础的理论、技术掌握运用熟了，临床课程也就不用看了。病因辨证运用得好，绝大多数病例会有立竿见影的治疗效果。记得有一个保健科的病人会诊，本来是会诊神经系统疾病，但是发现肺部感染很重，发烧，咳吐痰稠。通过诊脉发现患者有积食的脉象，就嘱其家属注意饮食的质和量（患者痴呆），脾为生痰之源嘛。几天后家属见了我甚是感谢，说听了我的话，饮食清淡后，患者体温已经恢复正常，痰也少多了，用了近一个月的抗生素也停了。

李京民：

是的，这种痴呆患者不能诉说自己的病情，病人家属往往也意识不到这种潜在的致病因素，脉诊在认识病因方面是多么的重要啊。

王鹏：

这其中所指可不是单纯脉学问题了。中医思维是大背景。所以，这个功夫不是光闭着眼摸脉就练得出来的。知识面需宽泛。学中医，面对如此多的知识和方法，如何切入？从众，从书？用什么能打开一个点呢？有人说，用古方就是旧砖盖新房。经方派不认这个账，认为经方不能动。看看《各家中医学说》就明白了。门派林立，你说热，我说凉。后学怎样才能有定见啊？各位同道也许抱着传统脉学思维来此学习脉学，或者不知如何学脉。比如来听听28脉是怎么回事，然后一一了解。希望学到脉形，脉象，摸一摸就知道怎么回事。我们在这里介绍的是比较新的脉学知识，没有按部就班的讲解以往那些"经典脉"。看看古人的医案，古人对脉学的讲解都十分简略。也许当事人自己是明白的，写在书中的也是真实疗效，只是时过境迁，几百年过去了，上千年的历史，的确有点"古董"今用的感觉。导致今天我们差点失去这份宝贵的财产。于是，有识之士，聪明的当代脉学风流俊彦们，就以自己的才智，自己的体会，重新来解读博大精深的脉学之道。于是，就有了大家耳熟能详的光彩熠熠的脉学高手。于是，就有了气象清新的各家脉学学说。这些学说，能够很好地契合我们当代人的思绪，能够很好地顺应大家的思维习惯，能够更好地解释当今社会人群熟知的生理医学常识。

齐向华：

临床许多的失眠者，许多是早年落下的病根（病因），不指认清楚并给予解决，失眠是治不好的。对于这类疾病的治疗，拔掉导火索就行了，人体是个自稳系统。苦练技术吧，一切技术的掌握都需要时间和摸索，这个过程省不了，人人都一样。明明白白诊病，清清楚楚用方。再有就是用真功夫探得实质，用大白话讲出来，而不是套用经典。

气陷脉象论疏

主讲人：王琪珺

　　气的上升不及或下降太过称为气陷，一般认为气陷是因气虚导致的，但是齐教授总结大量的临床实践，赋予了气陷更多新的含义，提出了气陷的含义有三种：一是指气虚无力升举，清阳之气下陷，这是咱们传统意义上的气陷；二是由于性情怠惰，气机不能振奋上行，从而沉积于下；三是由于思慕异性，房劳过度导致气机运行顷陷于下的病理状态。

　　气陷即《内经》所说的"阳入于阴"的病理状态。《素问·腹中论篇》中"帝曰：病热而有所痛者何也？岐伯曰：病热者阳脉也，以三阳之动也。人迎一盛少阳，二盛太阳，三盛阳明，入阴也。夫阳入于阴，故病在头与腹，乃胀而头痛也。"这里首先明确提出了阳入于阴。《形色外诊简摩》中有这样的描述："昼静夜剧，其证见阳热之有余者，是阳陷入阴也。"《临证指南医案》中"阳陷入阴者，乃下焦阴气不足，阳气下陷。气机升降失常，降多升少，阳陷入阴。"

　　古代医家中，对气陷病机认识深刻的当属李东垣和张锡纯。李东垣对中气下陷进行了阐述，创立了著名的补中益气汤。古人对补中益气汤的脉象论述是脉象洪大或细软无力，这只是气虚的脉象特征，并没有显示出气机的运行趋势。张锡纯则阐述了大气下陷的病机和治疗。张锡纯认为气陷脉象特征为关前微弱，《医学衷中参西录》云："其脉象沉迟微弱，关前尤甚。其剧者，或六脉不全，或参伍不调。"严重者出现脉乍有乍无，《医学衷中参西录》云："延愚诊视，其脉乍有乍无，寸关尺三部，或一部独见，或两部同见，又皆一再动而止，此病之危，已至极点。因确知其为大气下陷。"

二者都只论述了气虚不升、转而下陷的状态，没有医家对实性的气陷证进行阐述。齐教授从脉象要素的角度重新认识气陷，确实是一种突破。下面我们一起从 25 对脉象要素的角度学习下气陷的脉象特点。

1. 整体脉象要素

气陷的整体脉象特点为：下、进少退多。下，气机陷于身体下部，气血运动的趋势是降大于升，则脉位向近心端移位。进少退多，气机下陷，推动血液振荡式前进的状态改变，出现血液前进减少而后退增加。

2. 局部脉象要素

寸细、寒、弱；尺粗、热、强。下焦的阴气不足，阳气沉于下，则人体上部气血不足，下部气血瘀积，体现在脉象中应是寸脉细，尺脉粗，寸脉弱，尺脉强。《女科指要》中

"脉洪大阳陷入阴,寸大尺衰阴虚阳盛,血虚脉虚,血枯脉涩,涩大血瘀,洪数热蒸。"此处之洪脉应指的是尺脉为洪脉,阳陷入阴,进少退多,阳气沉降于下,则尺脉洪大。另还有动,实性的气陷,气血火热郁勃在下,则尺脉搏动动跃不稳。这里尺热、动是对实性气陷证良好的描述。

3. 演化脉象要素

滑:气机沉降于身体下部,化热化火,局部热盛肉腐,化生痰浊则显现脉滑的特征。《重订通俗伤寒论》中"有阴实而阳虚者。即阳陷入阴证。体重节痛。口苦舌干。夜热心烦。便溏溺数。症虽似湿盛阴胜,热结火炎,然洒洒恶寒,惨惨不乐。脉伏且牢,则为清阳不升。胃气虚陷之候。初用升阳以散火。继用补中益气以提陷。切忌滋阴降火。"《脉简补义·卷上·诸脉补真·洪脉》中"阴虚内燥,阳陷入阴,血热沸腾,症见小便热赤,大便秘结,五心烦热,气短食少,脉来沉弦滑数,应指有力,实大异常。"

不知大家有没有发现,此两者皆为阳陷入阴之证,但其中一者为便溏溺数,另一者为小便赤热,大便秘结,为何会出现不同的症状?我认为前者是气陷的阳陷入阴,即下焦阴气不足,阳气下陷,如胃下垂、脱肛等症,其脉象特征寸细弱,尺粗强,应用升阳举陷之法治疗。后者是气机沉积于下的气陷,气机沉降于身体下部,化热化火,局部热盛肉腐,化生痰浊,则其脉象除有上述特征外,还有寸寒尺热动的特征,应用清热升阳之法治疗。下面分享一则病例。

4. 病例

魏某，男，1963年生。患者无明显不适，为调治身体来诊，现：近期记忆力下降，腰酸痛，腿沉重，后背紧硬，如背石板，时头胀，头昏，打鼾，睡眠呼吸暂停。纳眠可，二便调。舌瘀红，苔薄，脉弦滑。

脉象特点：

整体脉象：双手三部脉下、厚、滑、稠（血液黏稠）、进少退多、深、来缓去疾、强。

局部脉象：左寸脉沉；左尺脉浮、热、凸（前列腺炎凸起）；左三部脉长、敛。右寸沉；右尺浮、热。

处方：蔓荆子15g　白芷12g　升麻12g　葛根30g　黄芩15g　双花30g　浙贝12g　滑石30g　陈皮12g　半夏9g　云苓30g　甘草6g

（4）脉象分析

此人的脉象即为典型的气陷。患者整体脉象下、进少退多，左寸沉，尺浮热，右寸沉，右尺浮热，表明其阳气下陷，阳陷入阴；其人偏热，上部供血不足，则脑涨，头昏，呼吸暂停综合征；气血沉积于下，则腰胀，早泄，应用升阳之法治疗。

心动之忧——七情内伤脉象

主讲人：吴慧慧

以前我们学习了几种心理紊乱状态，今晚想跟大家探讨的是七情内伤脉象系统。

跟师门诊过程中，经常会听到老师诊脉后对患者说"心里很苦啊"、"容易恼的慌啊"、"伤心了"等等，患者连连表示赞同。那么这些心理状态是如何诊断出来的呢？通过学习《辨证脉学》，小有感悟，与大家共同探讨学习，不当之处，敬请批评指正。

七情是指喜、怒、忧、思、悲、恐、惊七种情志活动，是个体对外界环境刺激的心理活动和情绪体验，一定强度之内不会导致或诱发疾病。当程度强烈到一定程度，或作用时间持久超过了机体的生理和心理能够承受的阈值时，则会导致机体脏腑精气损伤，气机运行失调；或在人体正气虚弱，脏腑精气虚衰，对情志刺激的承受能力下降时，则会诱发或导致疾病的发生，称之为"七情内伤"。

个体都具有自己独特的气质、性格、认知方式、思维方式等，不同的人对同一特定事件会产生不同的、带有明显个体差异的心理映射。从心理学角度上讲，这是因为潜在的应激源（事件）针对不同个体触发了不同的应激过程，使个体之间产生了具有明显差异的认知性评价，从而产生了不同的心理。

1. 情志过激导致的机体损害

（1）直接伤及内脏

情志过激，直接影响脏腑的功能，如心在志为喜为惊，过喜或过惊则伤心；肝在志为怒，过怒则伤肝；脾在志为思，过度思虑则伤脾；肺在志为悲为忧，过悲则伤肺；肾在志为恐，过恐则伤肾，最终导致脏腑功能紊乱及气血亏虚。

（2）影响气机运动

机体内部正常的气机运动形式是"升、降、出、入"。情志的过激变化，导致气机正常运动形式的紊乱，如《素问·举痛论》说："夫百病生于气也。怒则气上，喜则气缓，悲则气消，恐则气下……惊则气乱……思则气结。"

（3）撼动五神

五神为五脏所藏：心藏神，肝藏魂，脾藏意，肺藏魄，肾藏志。七情内伤则五神撼动，五神不得内藏，动荡游行于外，如《三因极一病证方论》："故因怒则魂门弛张……脉必弦涩；因喜则神廷融泄……脉必沉散；因思则意舍不宁……脉必弦弱；因忧则魄户不闭……脉必洪短；因恐则志室不遂……脉必沉缓。"可见五神撼动可导致机体组织器官及气血的激荡不安。

（4）病机演化多端

情志内伤导致脏腑气机紊乱，引起精气血津液的代谢失常，则化生痰浊、水湿；气机郁滞日久则化热化火，火热迫血；气机郁滞不畅，血液运行不利则产生瘀血。

2. 七情内伤脉象系统

七情内伤可以单独致病，也可以相兼致病，病证纷繁复杂，给患者带来诸多痛苦，而心理状态的判断是否准确，直接关系到治疗措施和药物的应用效果。因此，探索客观、准确和直接的心理学表征信息，是发展心理学的重要研究方向之一。那么，作为临床医者，首先就是要诊察心理状态。

心理脉象的诊察方法与传统的以躯体疾病为主的脉诊法不同。具有显著特征的心理脉象通常在较浅部位获取，更多的是附着在桡动脉血管壁上及其周围，因此，心理脉象的诊察多体现在谐振波上，通过分析谐振波传递给医者的心理感受，从而判断患者的心理状态。下面与各位逐一学习探讨七情内伤脉象系统。

（1）喜伤脉象

心在志为喜，喜志是伴随愿望实现、紧张情绪解除等所显现的一种轻松愉快的情绪体验。适度的"喜"能缓和紧张情绪，使人气和志达，心情舒畅，心气舒缓，有益身心健康。《素问·举痛论》曰："喜则气和志达，荣卫通利，故气缓矣。"但若过喜则心气涣散，神不守舍，气机张越，故

《灵枢·本神》曰："喜乐者，神惮散而不藏。"

临床诊察：

①谐振波——最常出现在左寸或右尺，可以感应到袅袅缓缓的谐振波。

②诊者心理感受——心情愉悦。

喜志的突出脉象特点是"动缓"，喜志是正性心理情绪，对人体具有积极意义，只表现出心情喜悦的心理状态，一般不会产生病变的病机。

（2）怒伤脉象

怒志是由于愿望受阻、行为受挫而导致的不良情绪体验。临床导致郁闷不舒状态的原因有二：一是情怀素郁，不善言语，遇事不能及时进行心理宣泄；二是虽然个性开朗善言，但由于矛盾的对方实力太强，而不得不强忍愤怒，心理压力不得宣泄，以致郁闷不舒。肝在志为怒，适度的怒气外泄，有利于肝胆之气的疏泄，使人体之气升降出入和畅有序，有益健康。若怒而不泄，气机不畅，则肝气郁结，进而导致气滞血瘀等；若大动肝火，疏泄太过，则肝气上逆；暴怒动气，气升太过，则血随气逆，故《素问·举痛论》曰："怒则气逆，甚则呕血及飧泄，故气上矣。"怒志按照发生的时间性分为急性应激和慢性应激，其脉象表现存在明显的差别。

临床诊察：

①谐振波——左关"扎手"谐振波增多，生气时间久远者，"扎手"感消失，此时谐振波的部位不局限，可出现在

双手寸口各部，要注意与思虑谐振波辨别。

②诊者心理感受——麻涩郁闷不适。

（3）忧伤脉象

忧是人们无法解决所面临问题，理不清头绪而顾虑重重，心情低沉并伴有自卑心理的复合情绪体验。其情绪范围较广，包括从轻微的一过性的忧郁体验到较严重的难以自行恢复的忧郁状态。忧伤带有明显的个性特点，愁忧则气机不舒，气血循环为之闭塞，故《灵枢·本神》曰："愁忧者，气闭塞而不行。"

临床诊察：

①谐振波——主要体现在脉势的异常，表现为左手脉管壁周围组织中伴随着桡动脉的搏动出现笼罩脉管的清清淡淡的震动。

②诊者心理感受——郁郁寡欢。

（4）思伤脉象

思是人的精神意识思维活动的一种状态，是对所思问题不解，事情悬而未决，过度苦思冥想，凝神敛志的过程。思虑担忧是一种复合情绪状态，通常称为忧思。"脾藏意"而主思虑，正常的思考并不会对机体的生理活动产生影响，但思虑过度、所思不遂，则可使人体之气郁结，气机升降失常，正如《素问·举痛论》所言："思则心有所存，神有所归，正气留而不行，故气结矣。"气结又可以导致多种病机演化。

临床诊察：

谐振波——脉搏起伏过程中左手脉搏谐振波增多而杂乱。

诊者心理感受——艰涩苦楚。

综合其他因素，又可分为以下几种：

"忧愁思虑脉"——右手脉搏上升支升起速度减慢而怠缓，而到达脉搏搏动最高点后难于持续一定时间，即迅速回落到基线，给诊者以内心很疲惫，做事缺乏激情的心理体验。

"过度关注脉"——细，给诊者以孤立"挺然指下"的感觉。

"钟情脉"——在"过度关注脉"特征的基础上，出现左手脉周向扩张后停留时间过短而迅速回缩的"敛紧"特征，给诊者以贪婪的获得或占有的心理感受。由于其多出现于两性恋爱期间，故称。

"志意持定脉"——右手关、尺脉的周向扩张幅度减小，显示出"挺直"的特征。

（5）悲伤脉象

悲是指人失去所爱之人或物，或所追求的愿望破灭时的情绪体验。悲有程度的不同，轻微曰难过，稍重可谓悲伤，再甚则曰哀痛。悲伤是一种不良的情绪反应，适度时可宣泄人的情感，如大哭一场能缓解一定的精神痛苦。但悲忧太过，持续时间太长，则会使人体之气不断损耗。肺主一身之气，故气耗则肺伤。《素问·举痛论》曰："悲则心系急，肺布叶举，而上焦不通，荣卫不散，热气在中，故气消矣。"

临床诊察：

①谐振波——大多数人在右寸脉，少数出现在左寸脉，出现干、涩谐振波。

②心理感受——悲痛欲哭。

（6）惊伤脉象

惊是外有所触，突然遭受意料之外的事件而引发紧张惊骇的情绪体验。惊虽多由外发，但常伴随其他情绪体验，以复合情绪状态而存在。暴受惊恐导致心神不定，气机运行不能平稳舒畅，如《素问·举痛论》曰："惊则心无所倚，神无所归，虑无所定，故气乱矣。"

临床诊察：

①谐振波——多频率多振幅的杂乱谐振波。

②诊者心理感受——心神不宁、情绪不定。

（7）恐伤脉象

恐指遇到危险又无力应付而引发的担心害怕或并没有明显的外界原因，而使人们完全处于自发的惧怕不安的情绪体验中。当看到或听到恐怖情景，即使非亲身经历也能产生恐的情绪体验。恐与惊相似，但惊为不自知，事出突然而受惊；恐为自知，俗称"胆怯"。惊恐的刺激可使人体气机紊乱。人在惊恐状态下，上焦气机闭塞不畅，人体之气迫于下焦。如《素问·举痛论》曰："恐则精却，却则上焦闭，闭则气还，还则下焦胀，故气不行矣。"

临床诊察：

①谐振波——个性或所经历的有关恐惧事件时间久远，

则在右尺脉出现脉形细和搏动敛紧的特点，对周围组织形成的震动较少，脉形敛直。

②诊者心理感受——惶惶恐恐、时时惊惧。

另外，惊恐与人格有很大的关系。素体胆小怕事者，突遇惊恐或无故自惊，常易出现惊悸不安状态。临床在诊察过程中，要注意患者的自身素质。总结一些"胆小者"的脉象如下：往来血流速度较快；桡动脉管壁扩张不及，敛紧；A1段上升瑟缩不前感；脉搏波上升不及位。

这里所谓的"扩张不及"，属于敛的一种，血管壁扩张不开，迅速回敛。正常情况下，一次心脏收缩，血液哗地冲过来了，管壁适应性的扩张，这拨过去了，再回缩，完成一次心搏射血。但在胆小的人这里就不是这样啦，还没等扩张开呢，管壁就急着回去了。这里的 A1 段上升瑟缩不前感，是退缩打怵不愿意上升的感觉，我更倾向于是诊者的一种心理感受。诊察完毕，就要"对证下药"，对于素体胆小者，应当在基础治疗之上加五加皮、木香、远志等强志之品，方能事半功倍。

阴阳失调脉象系统浅识

主讲人：谭思媛

　　病机，即疾病发生、发展与变化的机理，是运用中医学理论对疾病现象进行分析归纳，从而得出对疾病内在本质的规律性认识，是治疗疾病的依据之一。

　　脉象对中医病机的阐释主要是：

　　第一，机体阴阳的失衡，包括机体阴阳盛衰，阴阳格拒等。

　　第二，机体气机升降出入运动形式的变化，主要表现在运动的停滞和气机逆乱，如阳升动和散越太过、气机郁闭于内、气陷不升、阳气亡失等。

　　第三，机体正邪交争，因邪伤正以致邪正盛衰变化，在证候上的反应表现为虚实的变化，导致正不胜邪，邪气内居，影响气血运行，如痰浊水湿内停、瘀血内聚，血虚、精亏等。

　　与此相应形成阴阳失调脉象系统，气机失调脉象系统，邪正盛衰脉象系统。

今天我们主要为大家介绍阴阳失调脉象系统。阴阳失调是疾病的基本病机之一，主要表现为阴阳盛衰、阴阳互损、阴阳格拒、阴阳转化以及阴阳离决等几个方面。"察色按脉，先别阴阳"。机体正常的生理状态是"阴平阳秘"，一旦感受邪气或机体的功能出现紊乱，则阴阳双方失去相对的平衡，即为阴阳失调。一般临证过程中首先要重视疾病性质及人体体质的阴阳属性的判定，因为这关系到疾病治疗措施的方向性问题，如阳偏胜则应用性质寒凉的药物；阳偏衰则应用性质温热的药物。如果阴阳证辨别错误，则"差之毫厘，谬以千里"，在治疗措施的选择上犯原则性错误。对于危重患者则要判断清楚阴阳的格拒和亡失，性命攸关，不容大意。

1. 阴阳偏胜脉象系统

（1）阳偏胜脉象

阳偏胜的突出脉象特征为"热"。可表现为：

热：感受热邪，或素体阳热内盛，机体的代谢增加，则脉搏透发出热辐射，这是判断阳偏胜的主要特征。

长：热邪郁于体内，脉搏波传导距离变长。

驶、疾：热邪弛张导致脉搏在血管壁的传导速度变快，热迫血行，鼓动气血运行疾速。

数：阳热蕴藉，心脏搏动加快，大多数情形之下脉数，但也有表现为迟的现象。

强、粗：热邪充斥，鼓动血液运行，对血管壁的压力较大，血管变粗。

来疾去徐：阳热鼓动，脉搏的上升支速度相对急速，下降支速度相对缓慢，此为古人所称的"钩脉"。

进多退少：阳热鼓动，气机向上向外发散，则血液的振荡前行加剧而退行减弱。

动：热邪鼓动，血液激荡，血管壁受激荡而搏动动跃。

（2）阴偏胜脉象

阴偏胜的突出脉象特征为"寒敛"，可表现为：

寒：阴偏胜，阳气受损，温煦机体的功能不足，则血液寒凉。

静：阴气偏重，阳气受损，血管壁的谐振波减少。

短：阴气郁遏阳气，阳气不伸，鼓动血液运行不利，故每搏推动血液前进的距离变短。

迟：阴寒阻滞，阳气不足，机体代谢变低，则心率变慢。

细：阴寒偏盛，寒性收引，血管壁周向扩张不利，则血管变细。

刚：寒性收引，血管壁受寒拘急而张力增加。

缓：阴寒凝滞，阳气不展或受伤，推动无力，血液运行缓慢。

怠：阴寒内盛，脉搏的传导速度减慢。

2. 阴阳偏衰脉象系统

（1）阳虚脉象

阳虚的突出脉象特征为"寒而弱"。可表现为：

寒：阳气不足，温煦机体的功能不足，则脉象寒凉。

弱：阳气匮乏，推动血液运行不足，血管内的压力减小。

散：阳气不足，不能够内敛，血管壁收缩无力。

脉管外清虚：体内阳气不足，桡动脉搏动时对周围组织的震动较弱。

缓、怠：阳气虚弱，推动不力，血液运行缓慢，或脉搏波在血管壁的传导减慢，尤其以上升支的起始段更加明显。

（2）阴虚脉象

阴虚的突出脉象特征为"枯而热"。可表现为：

细：阴虚则体内的阴液不足，血液的总容量不足，不能充盈血脉，脉管变细。

涩：阴虚津亏，荣润血液的成分不足，在运行中血液有形成分之间的摩擦力加大。

枯：阴液不足，体内津液匮乏，脏腑组织失却荣养。

（3）阴阳互损脉象系统

阴损及阳的脉象：阴虚脉象一般以细、涩、枯、数为系统要素，若在此基础上进而显现出了脉搏温度的降低，脉搏起始段上升速度的减慢，血管腔的增粗和血管壁张力的减低等要素，即意味着阴虚基础上产生了阳虚的病机转归。

阳损及阴的脉象：阳虚脉象一般以寒、弱、散、缓为系统要素，若在此基础进而出现了脉象的管腔变"细"，血液质地变"枯"，血液运行流利程度变"涩"等要素，则意味

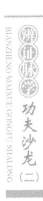

着阳虚基础上产生了阴虚的病机转归。

（4）阴阳两虚脉象

阴阳两虚兼有阴虚阳虚的脉象特征，可表现为：

细：阴液不足，血液容量减少，脉道充盈不利，则脉形变细。

涩：津液亏虚，荣润脏腑组织不利，血液失荣，有形成分之间在运动中的摩擦力加大。

寒：阳气虚衰，失却温煦机体脏腑的功能，脏腑虚寒。

缓、短：阳气不足，无力推动血液的运行，则血管壁脉搏传导速度减慢，每搏血液前进的距离缩短。

3. 阴阳格拒脉象系统

（1）阴盛格阳脉象

阴盛格阳的突出脉象特征为"浮取外热沉取里寒"的"虚张声势"的状态。

浮、粗、长、数、动、疾、高诸多要素都为假象。寒邪内重，阳气受损，固摄和温煦功能不足，血管内的压力不足则脉寒弱。值得注意是，有时虽然血管内的压力不足，但由于其血管壁的张力偏高，初诊脉时会认为脉象大、实，而加力下压则会发现血管内的压力较小，这是经典脉象中的革脉，其本质还是弱。阳气温煦不利，则脉象寒凉，虽然初诊脉时也有热感辐射，但是却缺乏穿透力，重压会发现脉象的温度逐渐减弱。弱、寒这两个要素都反映了病机的真相。

（2）阳盛格阴脉象

阳盛格阴的突出脉象特征为"外寒里热"。

沉、细、迟、短、涩诸多要素都为假象。热、强才是阳盛格阴的真正脉象特征，热邪郁闭，盘踞壅塞，初诊脉象不显，但诊脉时间稍长或用力下压则可感受脉搏的热穿透力极强；虽然脉象形态纤细，但按压会发现血管内部的压力极大，这是机体内部真实状况的反映。

4. 阴阳亡失脉象系统

（1）亡阳脉象

亡阳的突出脉象特征为"浮而散"。可表现为：

浮：阳气浮越，气血奔腾于外，所以脉位较浅。

柔：阳气亡失，约束功能不利，血管壁的张力降低。

细：阳气不足，推动血液运行不利，则脉变细。

弱：推动无力，脉搏内压力变小。

来疾去疾：元阳暴失，推动血行乏力，则脉搏上升支变短而迅速回落。

寒：阳气虚衰，温煦脏腑组织的功能障碍，则脉感寒凉，热的辐射感和穿透力减弱。

桡动脉搏动对周围组织缺少辐射和搏动传导的撼动能力：元阳亡失，则桡动脉的搏动孤立。

（2）亡阴脉象

亡阴的突出脉象特征为"枯而刚"。可表现为：

浮：阴液亡失，无力敛阳，阳欲散失，则脉位浮。

数：阴液不足，孤阳动越，心率加快。

刚：由于血容量的减少和血管内的压力减小，机体处于应激状态下时，血管壁张力增高。

粗、高：应激状态下，心率增加，以使血液的流速加快，导致血管的周向搏动增加，故脉粗，上升支变长变陡，故脉高。

来疾去缓：心脏收缩力增加，输出量增加，使得脉搏搏动的上升支疾速，而下降支相对速度缓慢。

枯：阴液亡失，血液中的水分减少，则脉枯。

（3）病案一则

某老年男性，2012年9月11日初诊。

主诉：脑梗2周。

现病史：患者于8月26日突然出现口角歪斜，饮水呛咳，言语不利，意识尚清。就诊于某西医院，颅脑CT示双侧放射冠区脑梗死，脑萎缩，用药不详。住院期间患者病情加重，意识逐渐模糊，伴有发热，肺部感染，最高体温至38.9℃，痰不易咳出，咳出痰色白，质黏，予以倍能（抗生素）控制感染，并插胃管，予以持续导尿。入院时症见：全身皮肤干燥，意识不清，嗜睡，四肢无力，双侧上下肢屈曲，时有不自主运动，口唇干燥，无法进食，大便一周一次，臀部褥疮，尿量每天约2000ml。

查体：T37.5℃，P81次/分，R19次/分，BP140/65mmHg，双肺呼吸音粗大，可闻及干性啰音。呼之可勉强睁眼，轻微刺激有反应。四肢肌张力增高，双侧肢体屈曲，右上肢腱反射（++）＞左上肢腱反射（+），双下肢巴氏征阳性，查多克征阳性。

既往史：无重大和特殊疾病史可载。

舌象：由于插胃管，舌象未能拾取。

脉象：

整体脉象：枯，热，细，数，来疾去徐（脉内压力尚可）。

局部脉象：右寸浮，粗（相对而言），涩，凸；右关、尺细，动（急迫燥热之感）；左三部偏于沉，来去貌似有力，重按实则内容物少，按至深层弱，稀。

脉象分析：整体脉象枯，热，细，数，来疾去徐，结合患者体型可提示患者为木型人，体内水分相对缺乏，脉管的内容物中水少，脉道充盈不足，脉管相对较细；阴液亏虚，无力制阳，虚热内生，心跳加快则脉数。木形之人相对阴虚阳亢，故脉搏的上升段急速而下降支较慢。右寸浮，粗，涩，凸，提示患者的肺部感染病灶，并伴有积痰。右关、尺细，动，热冲脉道，亦可提示阴虚内热；亦可以从心理状态层面，提示患者有急躁，又有点担心的情绪。左手的三部脉均比较弱，气血并不充盈，动力不足，重按下去，感觉就像一排红细胞在单行通过，可提示阴虚津亏，甚至有伤及血分的端倪。

诊断：呆病（肝肾亏虚）。

处方：桑白皮 20g　玉竹 15g　北沙参 20g　黄芩 12g 金银花 30g　赤芍 20g　牡丹皮 20g　水牛角粉 3g　麦冬 30g 玄参 30g　石膏 30g　知母 20g

7剂，水煎服，日1剂。

服药7日后患者意识转清，情绪不稳，强哭强笑，双上肢屈曲，时有不自主运动，经胃管进食，大便有知觉。嘱生脉注射液静滴。

原方继服7剂，患者意识恢复，呼之可用眼神回应。

脉象：热较前收敛，数急之感减轻，枯仍存在。右寸浮粗的情况仍存在。

调方：石膏30g　玄参30g　麦冬30g　水牛角粉3g　丹皮20g　赤芍20g　金银花30g　黄芩12g　北沙参20g　玉竹15g　桑白皮20g　瓜蒌30g　葛根30g　地榆15g　升麻12g　地骨皮15g　天麻20g　钩藤30g　知母20g

加开顺化痰、十味龙胆花颗粒清热化痰。

之后，患者多次出现发热，并请血液科会诊，会诊意见为：贫血原因待查。骨髓细胞学未见明显病理改变。住院40余天时，患者出现憋喘加重，体温在37.5℃～38℃，面红出油，皮肤较前似有润泽，原本痰难咳，现见痰多易出，但咳之无力。予以心电监护，防止心肾衰竭，脉象：双手浮，热，数，疾，芤。中药调方为天麻钩藤饮加乌梅15g，生龙牡30g，天冬20g，麦冬20g。此时为阴欲脱之候，应当固护阴津，而此时阴虚至极，虚不耐补，故采取镇收之法。

患者维持几日，体温仍不降，心率112次/分，喉中哮鸣音，脉象渐至浮大无根，最后脉散，至数无变化。虽应用各种抢救方案，但患者终因多脏器衰竭而死亡。

该病例，素体阴虚，久病气血阴阳亏虚，阴阳离决。入院时阴虚内热，煎熬津液，而这种虚热尚能将脉管撑起，久之伤及血分，脉尚且有力，但里面的血液成分和液体均减少，导致贫血。面红出油，皮肤似有光泽，原本的黏痰开始往上蹿，提示阴即将脱失，浮越于外。虽紧急收敛，震慑真阴，奈何药不及病速。

气逆和气陷的脉象

主讲人：刘文强

今天和大家一起探讨下气机失调脉象系统——气逆和气陷脉象。

人体的气，是不断运动着的具有很强活力的精微物质。它流行于全身各脏腑、经络等组织器官，无处不到，时刻推动和激发着人体的各种生理活动。气的运动，称作"气机"。气的运动形式虽是多种多样，但在理论上可将它们归纳为升、降、出、入四种基本运动形式。人体气的升降出入，既体现在气及由气推动的血、津液的运行不息上，也体现在脏腑、经络等组织器官的功能活动中。

"升降出入，无器不有。"升降出入促进了机体的新陈代谢，维持了正常的生命活动。故说："非出入，则无以生长壮老已；非升降，则无以生长化收藏。"可见升降出入是万物变化的根本，是生命活动的体现。

人体气机的运动因个体差异性，或以升为多，或以降为多，或以出为多，或以入为多。一旦因为某些因素的作用，气机运动趋向超过了一定限度或反常而动，就会产生疾病；外界或内生邪气的干扰，导致机体气机紊乱，也会出现生理活动的失常。

气机的紊乱形式有：升降太过；升降反常；出太过、入不及；出不及、入太过。

今天我们选取升降反常中的当降反升和当升反降，即气逆和气陷与大家一起探讨。

1. 气逆

气逆是指气机当降不降，反而气上冲逆或横逆的病理状态。

（1）局部脉象要素

粗：气机逆上，带动血液上窜，导致相应脏腑器官血流增加，反映在相应脉上，就表现为径向扩张增加，脉管变粗的脉象。如肝气逆可见左寸粗，肺气逆可见右寸粗，肝气犯胃可见右关脉粗，肝木克脾可见右尺脉粗。

细：气为血之帅，血随气涌于上，则身体下部气血不足，则相应的尺脉细，如肝气冲逆常常左尺细。

热：气逆不降，壅塞机体上部化火生热，则相应脉象有热辐射感。如肝气上逆则多见左寸脉热，肺气上逆则多见右寸脉热。

凉：气逆于上，则阳气浮越于上，身体下部阳气不足，相应尺部脉象会有凉感，如肝气上逆则多见左尺凉，肺气上逆则多见右尺凉。

强：气血逆上，所及的脏腑组织气血壅滞，反映在相应脉上，就表现为脉管内压力增强。如肺气上逆可见右寸强，肝气上逆可见左寸强，肝气犯胃可见右关强。

弱：气逆于上则不足于下，下部气血相对不足则相应脉位压力减小，脉呈弱象。如肺气上逆右尺弱，肝气上逆左尺弱。

动：气逆带动血涌，常出现脉的搏动幅度的撼动不稳。

（2）整体脉象要素

涩：气滞不畅，血行不利则脉涩，这是气逆的发病基础，常见于双侧关尺脉。

上：气逆不降，气血亢奋于上，脉象搏动整体向远心端移位。

疾：气机逆上，带动血液运行加速，血流速度变快。

进多退少：血随气涌，气上冲逆，则血液振荡式前进的模式失衡，表现为血流的进多退少。

（3）演化脉象要素

滑：气逆于上，裹挟痰热上窜或横克，则在相应的脉位显现出滑象。如肺气上逆常见右寸脉滑，肝木克脾则常见右尺脉滑。

（4）气逆脉象系统

临床可根据以上脉象要素的不同系统联系，判断气逆的脏腑、窜扰的部位等病机。

2. 气陷

气陷是指气虚无力升举，清阳之气下陷；或由于性情怠惰，气机不振奋上行，从而沉积于下；或由于思慕异性，房劳过度导致气机运行顷陷于下的病理状态。

（1）局部脉象要素

细：气机陷于身体的下部，上部气血不足，则寸脉细。

粗：气血运行倾于身体下部，脏腑经脉气血瘀积，则尺脉粗。

凉：上部气血不足，机体失却温养，则寸脉凉，气虚不升而下陷者尤其明显。

热：气血倾注停留在下，瘀积化热，则尺脉热，常见于实性的气陷。

弱：上部气血不足，相应脉位的脉内压力减小，气虚不升而下陷者尤其明显。

强：身体下部气血壅阻，尺脉的血管内压力增强，常见于实性的气陷。

动：实性的气陷，气血火热郁勃在下，则尺脉的搏动动跃不稳。

（2）整体脉象要素

下：气机陷于身体下部，气血运动的趋势是降大于升，则脉体向近心端移位。

进少退多：气机下陷，推动血液振荡式的状态改变，出现血液前进减少而后退增加。

（3）演化脉象要素

滑：气机沉降于身体下部，化热化火，局部热盛肉腐，化生痰浊则显现脉滑的特征。

（4）气陷脉象系统

根据以上脉象要素的不同系统联系，临床可以识别气虚气陷、思慕气陷、身体上部气血亏虚和身体下部的气血郁滞、身体下部的气血郁滞化热等不同的病机。

以上就是对气陷和气逆脉象的介绍。可能有人会疑惑，肝气犯胃在右关，怎么肝木克脾就是右尺了呢？在此作一个解释，肝气犯胃的多数症状在西医属胃功能，而脾多属肠功能。另外凭脉诊断胃的脏器位置亦众说纷纭，而诊脾的功能位置也有区别。

再者就是肝脾不和与肝胃不和的脉象区别。首先两者都涉及肝气旺盛，那么毫无疑问左关是大的。肝木的亢盛对他脏影响大小，要结合实际看。这涉及病机层次的问题。关乎胃，右关会有痕迹，就是肝胃不和。脾脏要复杂些，肝脾不和更多的是肠腑症状，右关不一定出现问题。

（5）病例讨论

在最后与大家一起讨论一个小病例。

患者是一位女士，56岁，主诉头晕1周，现症状有头晕，天旋地转感，持续3分钟可自行缓解，患者平素颈椎不好，有胀痛感，天冷时加剧，热敷效果差，自发病来未系统治疗。

患者的脉象要素：左关脉浮凸；右关脉凹，细，敛。

　　通过分析脉象，得出患者是一个气机升降失调的脉象，属于肝升太过，胃降不及。给予越鞠丸加减。那么为什么病人右关会出现细敛的脉象呢？从心理层面考虑的话，右关细敛是思虑过度的一种，从气机上看是气滞的一种，从脏腑角度来说是影响胃气下达的障碍表现，从微观脉诊辨脏器是胃功能挛缩或疼痛的表现。此外，这个病人病程比较长，若是短时间的肝木克胃，可能是表现为胃气不降的右关粗，凸，如果时间长，毕竟是克制胃腑，所以出现凹，细，敛之象。而且，越鞠丸从心理层面可治郁闷、可治思虑，从气机层面可治六郁。

　　以上就是我要和大家学习的内容，希望对各位同道有所启发！

正邪进退的脉象识别

主讲人：周雪颖

今天我想讲几对与正邪进退有关的脉象要素，与正邪进退有关的脉象要素我总结了五对：强弱、疾缓、迟数、浮沉和动静。

1. 强弱

强、弱，是指脉搏压力的大小。压下手指，脉搏反作用于手指有力谓之强，无力谓之弱。周学海说："强弱，以诊势之盛衰也。应指有力谓之强，无力谓之弱。"古人常以"有力"、"无力"称之。可见于整体脉象，也可见于局部脉象。

强、弱作为脉象要素在辨别正邪进退时可以代表一定的意义。脉强表示正气不衰，邪气偏盛，故治疗当以祛邪为主；脉弱表示正气不足，治疗当以扶正为主。在疾病过程中，如果脉象和缓压力不大则易治，如果脉压始终表现强劲，则邪难退却，治疗艰难。另外，通过强、弱还可以辨别疾病虚实，也是辨别整体虚实的标准之一。三部脉内压力均较大者，机体的气血充实且邪气有余，为实证；三部脉内压力较小者，机体气血亏虚，为虚证。

2. 疾缓

疾、缓，是指脉管内血流速度的快慢，血流速度快为疾；血流速度慢为缓。可见于整体脉象，也可见于局部脉象。

一般来说，脉疾则病进，脉缓则病退。同时，疾、缓还可以判断正气的强弱，脉疾则正气相对较强，脉缓则正气相对较弱，邪气较重。系统来讲，疾是机体内部整体或局部器官新陈代谢加快，或者机体供血不足使心率或血流速度出现代偿性加快的结果。若疾而有力表示体内邪气盛，若疾而无力则表示正气亏虚。缓是机体整体或局部器官新陈代谢降低，或者机体邪气内聚，血液瘀滞不畅所致。若缓而有力并脉热，则表示机体内部邪气壅阻，阻滞气血运行；若缓而无力并脉寒，则表示正气亏虚无力行血。

3. 迟数

迟、数，是指脉率的快慢，见于整体脉象。

脉象的迟、数可以预示疾病正气的盛衰和病情的发展。正如《奇效良方》中所述："迟脉……痼疾得之则善，新疾得之，则正气虚惫，疮肿得之，溃后自痊也。"脉数可以代表病程进展，正邪交争剧烈；脉迟代表正气无力。正胜邪退，脉由数转迟；邪胜正却，脉由迟转数。

4. 浮沉

浮、沉，是指脉搏搏动在寸口部所处位置的深浅，脉浮是指脉位表浅，而脉沉是指脉位深下。可见于整体脉象，也可见于局部脉象。

浮脉主表，有力主外感邪气有余，无力主气血亏虚，无力沉潜；沉脉主里，有力主邪气有余，实邪阻滞，无力主气血阴阳亏虚，鼓动乏力。《伤寒论》中讲："太阳病，先发汗不解，而复下之，脉浮者不愈。浮为在外，而反下之，故令不愈。今脉浮，故在外，当须解外则愈，宜桂枝汤。"可见脉浮为未愈，正邪交争剧烈，而脉沉表示正胜邪退。又有"厥阴中风，脉微浮为欲愈，不浮为未愈。"可见脉微浮代表正气来复，邪气退缩，不浮表示未愈。"少阴中风，脉阳微阴浮者，为欲愈。"可见阳微阴浮，代表阳气由阴出阳，正气胜邪，为向愈的征象。

5. 动静

动、静，是指在脉搏搏动过程中脉搏波的稳定性。动是脉搏搏动时血管壁的抖动、振动或细颤的感觉，是谐振波的增加；静是指动脉搏动时血管壁的附加振动较少，缓缓袅袅，平静流畅。可见于整体脉象，也可见于局部脉象。

"动"表示正与邪搏。《脉义简摩》中所述："六淫所感，必生怫郁之病……大抵脉或浮或洪或大或紧，而必数者也……是往来不肯沉静，而出于皮肤之外也。""不肯沉静"即为动，邪气束表，正气奋起抗邪，脉管撼动不稳，血管搏动时谐振波增多；"静"表示邪退正复。《伤寒论》描述机体所受外邪解除，气血恢复正常运行时往往用"脉静身凉"来形容，说明邪正相争时脉象的抖动、振动、细颤等"动"的征象均得以消除，意味着邪退正复。

以上就是与正邪进退有关的脉象要素的介绍。辨证脉学体系，遵循系统论的基本特征和规律，运用中医学、认知心理学、现代信息学和物理学的基本原理，揭示了脉象系统所包含的基本脉象要素的物理特征、认知方法和要素之间的关系，旨在为辨证论治提供不同层次的客观依据。希望我的讲解对大家有帮助。

下面是讲课过程中讨论的精华选段：

李圳：

请问老师，脉的有力无力如何判断，有没有标准？

周雪颖：

就是感受当压下手指时脉搏反作用于手指的力，也就是作用力和反作用力的原理。当手指给桡动脉一定的压力时，桡动脉也会给手指相同的反作用力，这种力的大小即为力度特征。正常情况下，脉搏的压力是 2～15 牛顿。强于这个压力或者弱于这个压力都有病理意义。当然我觉得还是要自己临床体会。书本上介绍的反作用力的标准，是一个参考值，需要佐以临床自己的感受。

史侲元：

强弱是一对两极化的指征，脉贵中和，要取中间的态势。这个中间像化验单一样有其上下限。你看一个人的胖瘦是和一般人群比较，若单论个人，则需要对比时间轴看个人的变化差异。是宏观和具体的两种情况，不要混为一谈。

半夏厚朴汤与"思则气结"

主讲人：阚文博

思虑过度状态的基本病机是"思则气结"。在门诊上经常遇到思虑过度的病人，今天我想就半夏厚朴汤治疗思虑过度状态的临床应用情况作一简单探讨，和大家共同学习。

1. 半夏厚朴汤简述

半夏厚朴汤见于《金匮要略·妇人杂病脉证并治篇》。

组成：半夏一升　厚朴三两　茯苓四两　生姜五两　干苏叶二两

功效：行气散结，降逆化痰。

主治：梅核气。咽中如有物阻，咯吐不出，吞咽不下，胸膈满闷，或咳或呕，舌苔白润或白滑。

原文记载为："妇人咽中如有炙脔，半夏厚朴汤主之。"这句话大家肯定都很熟悉，但是这里的"炙脔"，并不是指咽部真的有了占位性病变。半夏厚朴汤的"咽中如有炙脔"一般解释成痰气交阻于咽喉部位，实际上咽喉部位不存在器质性病变。患者咽喉部的异物感与身体任何其他部位的异物感意义相同，其心理活动就是无故多思，这才是真正的病机。个人认为，梅核气一病，可以从心脾论治，脾为后天之本，脾虚失运，水湿聚而生痰，痰气交阻亦生痰。后世多认为病机是情志不遂，肝气郁结，肺胃失于宣降，津液不布，聚而为痰，痰气相搏，结于咽喉。但是，考虑到肝气郁结当以入肝经为主的柴胡系列方剂施治，而半夏厚朴汤的君药是主要入脾经的半夏、厚朴，都不是入肝经治疗肝经病变的主药，亦不具有疏肝理气的作用。所以，我们认为，半夏厚朴汤主治的病因病机是思虑过度，气机结滞。由于该方能够对思虑过程起到干预作用，因此对肝郁具有治疗作用。从脉象角度而言，表现为动、来缓去疾、脉内曲、细、敛、直。半夏厚朴汤的脉证从心理学进行认识具有三个层面：一是多思，思想和精力都集中在某个兴奋点上，脉象特征表现出思虑特征的谐振波增多的"动"；二是心理思维关注面狭窄，兴奋点之外的事情全面抑制，表现为脉"内曲"、"细"、"直"的特征；三是大脑思虑过度，精力不足，脉象表现出"来缓去疾"的特征。临床治疗中根据这三个层面的突出与否进行药物间的配伍和剂量调整。林珮琴在《类证治裁》中指出："痰随气升降，遍身皆到，在肺为咳，在胃为呕，在心则悸，在头则眩，在背则冷，在胸则痞，在胁则胀，在肠则泻，在经络则肿，在四肢则痹，变化百端，昔人谓怪病多痰。"由于痰致病广泛，变化多端，随气升降，无处不到。所以，不光是咽部堵塞感，临床上有的病人觉得肢体有虫行感，我们也可以加减运用半夏厚朴汤来治疗。

2. 病案赏析

病案一

胡某，女，45 岁，2010 年 7 月 13 日初诊。

主诉：咽部不适，有异物感加重半年。

现病史：该患者月经紊乱数年，出现五心烦热，烘热汗出，夜不能寐等症状半年余，经医生调整月经周期治疗后，症状明显缓解，但咽部异物感症状未愈，重则不自主似由"喉头"发出弹出声，多次食管及咽部检查未见异常。兼证有脘腹痞胀感，饮食正常。

既往史：无重大和特殊疾病史可载。

病机：肝脾失调，胃气逆乱。

治法：疏肝理气，和胃健脾。

处方：半夏厚朴汤加味。

姜半夏 10g　厚朴 15g　茯苓 20g　苏叶、苏梗各 10g
焦神曲 15g　藿香 15g　柴胡 10g　芍药 15g　大腹皮 10g
甘草 10g

服药 20 余剂，咽部异物感消失，但现在仍常清嗓。

按：本病例为绝经期出现的以"咽部异物感"为主的植物神经功能紊乱病证，多由于凝痰结气，精神郁闷所致。

病案二

孟某，女，36 岁，2010 年 11 月 10 日初诊

主诉：眠差 20 年，加重 2 年。

现病史：患者 20 年前无明显诱因致入睡困难，夜间入睡约四五个小时，近两年来入睡困难加重，曾服用"舒眠胶囊"、"血府逐瘀胶囊"等中成药治疗，效果不佳。现症见：入睡困难，日间右颞侧头胀痛，胸闷，颈肩部发紧，疲倦，纳可，二便调。

既往史：无重大和特殊疾病史可载。

舌象：舌淡红，苔薄白。

脉象：左手脉内曲，敛紧，上冲超过腕横纹。

病机：痰火上扰。

处方：天麻钩藤饮合半夏厚朴汤加减。

用药：天麻 20g　钩藤 30g　川牛膝 30g　白芍 30g 当归 15g　夜交藤 15g　苏叶 15g　厚朴 15g　防风 20g　玄参 30g 贯众 20g

7 剂，水煎服，日 1 剂。

服药后入睡困难改善，右侧颞部头胀减轻。

二诊，上方加黄芩 15g，僵蚕 12g，桑白皮 30g，白头翁 20g，7 剂后诸症状显著改善。

按：当人们惦念某种事物时，如特别关注工作等，其脉象往往出现桡动脉向内侧肱桡肌腱贴近的特征。此患者左手脉象内曲，敛紧，上冲，超过腕横纹。追问该患者，得知其长期入睡困难，久之过度关注睡眠这件事，而对其他的事不感兴趣，心里始终处于紧张状态，易烦躁着急。患者长期对睡眠关注加之情绪方面的因素，思则气结，气机不畅，致使患者胸部时觉憋闷，颈肩部僵硬亦是气机不畅的表现。脉象内曲，敛紧乃思虑过度的表征。思虑过度状态患者的脉象，根据其思维内容和形式的不同，脉象又有差别：忧愁思虑表现为右侧脉象的结滞或左手起始段的涩滞难以前进；挂念则表现为右手脉的紧弦挺直；思慕惦念则表现为右手脉象的敛紧。精神萎靡状态患者主要在右手脉的起始部位有迟缓怠慢的感觉。前几天在病房的一个精神萎靡的病人，搭手摸他的脉，就给人一种懒懒散散、呆滞的感觉。涩脉的出现主要是指血流的涩滞不畅。思虑过度，伤津耗血，血液濡养功能异常，正如开头我们提到的"思则气结"，气机郁闭，导致血液中有形成分之间摩擦力增大。

学会使用半夏厚朴汤治疗失眠症

主讲人：王琪珺

半夏厚朴汤源自《金匮要略》，是主治咽喉部有异物感的专方。《金匮·妇人杂病脉证并治第二十二》指出："妇人咽中如有炙脔，半夏厚朴汤主之。"现代越来越多的人用半夏厚朴汤治疗临床各科疾病，如咽炎、顽固性咳嗽、胸痛等，还有治疗失音、郁证的。有实验证明半夏厚朴汤具有显著的抗抑郁作用。

齐教授关于半夏厚朴汤的见解独特，令人深思，辨证论治应该是分析疾病的根本病机，只有从根本上认识疾病发展的过程流，铲除病因，切断疾病发展的过程流，加上改善目前症状，才能起到良好的效果，否则很可能只是治标不治本。而齐教授运用半夏厚朴汤治疗思虑过度型失眠症的经验非常值得学习。所以今天主要跟大家交流一下这方面的心得。

1. 思虑过度状态回顾

首先我们来回顾一下思虑过度状态，思虑过度状态是齐教授根据多年临床经验总结出的五种心理紊乱状态之一，是临床中较常见的一种心理紊乱状态。思虑过度状态是一种过度地苦思冥想、凝神敛志的思维，对自身或某事、某物过度关注、担心与忧虑，对其他事物不同程度的缺乏兴趣。这是一种心理状态，要求持续一定的时间，并维持此种心理状态。这种心理状态对机体是一种不良影响，影响身心健康，既可以作为病因导致疾病的发生，又可以是疾病引起的结果，此种结果常可导致原有疾病的加重。

2. 思虑过度状态的脉象特征

思虑过度状态的辨识可参见《思虑过度状态辨治析要》一书，这里主要谈一下其脉象特征。

（1）思虑过度状态整体脉象概括

思虑过度状态的脉象，我自己总结有以下几点特征：①"脉脊"的出现，脉管壁紧；②谐振波增多，动的明显；③右关内曲。

（2）思虑过度状态舌象特征

思虑过度的特征舌象是舌两侧有两条白线。

（3）思虑过度状态脉象分类

思虑过度状态又有忧愁思虑、挂念、钟情、过度关注、志意持定之不同，具体的脉象特征如下：

①忧愁思虑脉

来缓去疾，右手脉搏上升支升起速度减慢而怠缓，而到达脉搏搏动最高点后难于持续一定时间，即迅速回落到基线，给诊者以内心很疲惫，做事缺乏激情的心理体验。

②惦念脉

脉内曲，对亲人的健康、子女的学习或对工作状况时刻不停的惦念牵挂、关注，其左手脉向尺侧腕屈肌腱弯曲贴近。

③过度关注脉

细，对所关心事物的过度关注，使相应脑区的神经细胞过度兴奋，导致其周围脑区神经细胞的兴奋性受到高度抑制，表现出对周围发生的其他事情漠不关心、心无旁骛的状态。管径变细的脉管对其周围组织的震动播散相对减少，脉管外的组织搏动减弱，给诊者以孤立"挺然指下"的感觉；过度关注时间持久或程度非常严重，诊者在轻触脉搏时会感觉到一条直线纵穿于脉管壁上。

④钟情脉

敛，萦思不断，钟情迷恋，心无旁骛的要实现某种目的。在"过度关注脉"的基础上，出现左手脉周向扩张后停留时间过短而迅速回缩的"敛紧"特征，给诊者以贪婪的获得或占有的心理感受。多出现于两性恋爱期间。

⑤志意持定脉

直，脑中经常不自觉地出现某种思想，甚至是不现实的、虚幻的想法，而表现为强迫性思维，脉象多表现为右手关、尺脉的周向扩张幅度的减小，显示出"挺直"的特征。

《辨证脉学》中指出，半夏厚朴汤的脉证从心理学进行认识具有三个层面，一是多思，思想和精力都集中在某个兴奋点上，脉象特征表现出思虑特征的谐振波增多的"动"；二是心理思维关注面的狭窄，兴奋点之外的事情全面抑制，脉象表现出脉"内曲"、"细"、"直"的特征；三是大脑思虑过度，精力不足，脉象表现"来缓去疾"的特征。临床治疗中应根据这三个层面的突出与否进行药物间的配伍和剂量调剂。

思虑过度状态的失眠症是指患者终日多思多虑，这种状态有时是失眠的原因，有时是失眠的结果。患者由于社会、家庭和工作等的压力常常失眠，而患有失眠症的患者又多表现出对睡眠的重重顾虑，终日处于纠结和忧虑之中。以上我们统称为思虑过度型失眠症。

3. 病例赏析

思虑过度型失眠症患者在门诊非常常见，那么在临床中具体又该如何治疗呢？

病例一　引自于《失眠症中医诊疗》

田某，男，30 岁，2005 年 6 月 3 日初诊。

主诉：入睡困难，早醒 1 月余。

现病史：近一个月来，患者入眠困难，晨起早醒，醒后不能再入眠，夜间多梦，头晕，耳鸣脑鸣，胸闷，乏力，白天困倦，汗多，大便不成形。

舌象：舌淡红，苔白。

脉象：沉滑。

治法：理气化痰，通达阳气。

处方：陈皮 12g　半夏 12g　云苓 30g　厚朴 12g　苍术 20g　苏叶 20g　防风 12g　甘草 6g　生龙牡各 30g　佩兰 20g

水煎服，日 1 剂。

2005 年 6 月 10 日二诊：服药后睡眠好转，出现轻度腹泻，仍感头晕，头皮发紧，心悸，舌淡红，苔薄白，脉沉滑。上方加五加皮 20g，独活 12g，远志 12g，木香 12g，泽泻 30g，朱砂 0.5g（冲）。水煎服，日 1 剂。

2005 年 6 月 21 日三诊：服药后效可，诸症减轻，腹泻，呈水样，一日 3 次，咳嗽，咽部灼热，咯吐黄痰，纳可，小便黄，舌淡红，苔水滑，脉沉滑。

处方：陈皮 12g　半夏 20g　云苓 30g　甘草 6g　厚朴 15g　苍术 20g　泽泻 30g　五加皮 20g　仙灵脾 15g　肉桂 6g　黄连 9g　朱砂 0.5g

水煎服，日 1 剂。

分析：通过分析患者的心理脉象特征，属于善思的个性，经常操劳，累心过度，因此，思则气结，机体之阳气不能按时归并于里，故出现夜间入睡困难，早醒，醒后不能再入睡，睡眠时梦境较多；白天气机内结不得伸展，故出现胸闷、乏力、困倦。经用理气化痰、通达阳气之品后，结滞的气机得以舒展，阳气及时归于内里，故睡眠和白天的困倦疲乏症状得到改善；气机恢复正常的运行，排除宿结的内邪，则大小便增多，咳嗽吐痰等症得以缓解。

另需说明一点，齐教授提出的五种心理紊乱状态往往不是单一出现的，常常是几种状态并存的。

病例二　引自于《辨证脉学》

巩某，女，24 岁，2010 年 11 月 9 日初诊。

主诉：入睡困难，多梦 4 月。

现病史：患者今年 7 月份因祖父去世恐惧导致入睡困难，夜间多梦，乏力，怕冷，精神不振。2008 年因头痛于烟台市毓璜顶医院就诊，诊断为"抑郁症"，服用"赛乐特"及中成药（具体不详）治疗。近 4 个月来每晚均出现恐怖画面，白天精神不振。现症见：入睡困难，多梦，乏力，怕冷，记忆力下降，精神不振，心情不好时加重，左上腹胀气，烦躁，脚心发热，口气重，咽干，畏光，食欲不振，大便干燥，2 日一行，小便黄，月经正常。

既往史：无重大和特殊疾病史可载。

舌象：舌红，苔薄黄。

脉象：

整体脉象：滑、稍数、缓、动。

局部脉象：左寸脉沉、细、动；左关脉涩、浅层圆包样凸；左尺脉细。左三部整体脉下、短、进少退多、来疾去疾、敛、直。右寸脉浮；右关脉细、高、动、热；右尺脉细、动、敛。右三部整体脉：上、长、进多退少。

脉象分析：患者整体脉象的"缓"、"滑"表明体质是土形之人（注：此为心理郁闷不舒的个性基础）；右尺脉的"细"、"动"、"敛"表示其小时候家人溺爱，自己过分地依赖家人，长大成人后仍然依赖他人较重，胆量较小（患者表示同意）（注：这是心理惊悸不安的个性基础）。左寸脉"沉"、"细"、"动"和左关脉的"涩"、浅层圆包样"凸"表示有情志不疏，没有发泄而郁积于内的历史（询之患者 2 年前因生气而胸闷痛）；右寸脉"浮"、右关脉"细"、"高"、"动"、"热"是肝气郁结化火，克犯脾胃；左三部脉的"下"、"短"、"进少退多"、"来疾去疾"和整体脉象的"数"、"动"表示出患者处于惊恐的情绪之中；左手脉的敛直表示患者过度关注自己病况。因此该患者的心理状态包含了郁闷不舒、惊悸不安和思虑过度三种状态，这三种状态相互纠结共同导致了失眠的发生。

诊断：失眠。

病机：郁闷、思虑、惊悸互结。

治法：解郁，解虑，定惊。

处方：苏梗 20g　枳壳 15g　桔梗 12g　防风 15g　独活 12g　白芍 30g　当归 15g　前胡 20g　杷叶 15g　远志 12g　木香 12g　红花 9g　甘草 6g　天麻 20g

14 剂，水煎服，日 1 剂。

2010 年 12 月 3 日二诊：药后效可，有困倦感，第一付药后大便次数增加，大便稀，睡眠差，多梦，恐惧感消失，嗳气、乏力，腹胀，五心烦热减轻。舌淡红，苔薄黄。整体和局部脉象特征均有不同程度的改善。上方加苍术 20g，佩兰 15g，半夏 9g。7 剂，水煎服，日 1 剂。

方中前胡是清化的作用，独活又称定风草，是定志作用。这里可以看出，失眠的原因是综合复杂的。

下面是讲课过程中讨论的精华选段：

王鹏：

对于失眠症，临床有时不能单纯按照教科书那几个辨证分型解决问题。郁闷不舒、思虑过度、惊悸不安三种异常心理状态交织发病，这样的病机，如何来应对呢？应该说，发现这些病机，很大程度上是依靠脉象的。机体本身就是复杂的巨系统，还掺杂心理层面的因素，失眠的病因确实多层次，要注意身心并举。临床上许多大夫拿枣仁当了安定用，太可笑了。

前文中提到"脉脊"，这里再多说两句，"脉脊"的形象大家熟悉吧？脉中有脊，可以列入弦脉范畴，但它只是传统弦脉里的一种而已，是指脉管突出于脉表面的手感，是阴阳相互之间不搭配的表现。心念时时在动，扰动阳气，阳不入里，怎么入眠呢？所谓阴阳平和的状态在脉象中如何描述，我们曾讨论过，这种情况应该可以算是一个。

齐向华：

好啊，讨论得很好，最后摘取巴甫洛夫的一段话，与大家分享："无论鸟翼是多么完美，但如果不凭借空气，它永远不会飞翔高空。事实就是科学家的空气。你们如果不凭借事实，就永远也不能飞翔起来。如果没有事实，那你们的'理论'就会成了虚妄的挣扎。"虚妄的挣扎何其多也，脉象就是一切事实的佐证。

肝病解表，你用过吗

主讲人：牟春燕

前一段时间我给一个中年妇女开了一个方子，她服用后有腹胀的感觉。对于这件事情我一直耿耿于怀，于是开始关注调理气机这方面问题。平时跟随齐教授在临床学习，起初我有个比较难理解的问题，就是患者没有表证，为何常用解表药呢？不知大家是否和我有一样的疑惑。我认为对于解表药这样具有复杂疗效的中药，在临床上也是需要不断去应用体会的。

解表药属于风药，风药在临床内、外、妇、儿科皆有非常广泛的应用，在"中国知网"检索，题目中有风药的就有近200篇。齐教授曾发表有两篇相关的论文，现以此为基础与大家一起探讨下解表药在肝病中的应用。

1. 解表药的功能

解表药在五味中多具有辛味，辛散之性，能使气血向上向外。这种功能特点与肝的生理特点正相吻合，受病后每每产生气机郁滞和所主经脉不通的病变。解表药的药性趋向恰对这两种病理状态有针对性治疗作用。

（1）疏解肝郁

"肝欲散，急食辛以散"，"芳香鼓舞，舒以平之"，解表药性味辛散，气多芳香，能宣达透散，这些特点有利于肝脏舒展条达特性的恢复，因此，古代医家常将解表药视为治肝郁的良药。如治肝郁实证，有"半夏厚朴汤"的苏叶、"逍遥散"的薄荷等；《体仁汇编》治悲怒伤肝，双胁痛，用细辛、防风、苏梗等；治疗肝虚不足，伸展无力者，有《太平圣惠方》"防风散"之防风、细辛等；张锡纯"培脾疏肝汤"之桂枝、柴胡等，均为疏肝而设。《医贯》里对风药疏肝有描述，比较形象，"微风一吹，郁气即畅达"。这一条的描述对帮助我们理解临床上为何应用解表药来治疗心理紊乱状态会有很大帮助。

（2）发散火郁

"气有余便是火"，除泄火、直折外，临床还有达、发、夺等法。因此，"泻青丸"用羌活、防风；赵学敏"宣木散"用荆芥、防风；《太平圣惠方》"泻肝前胡散"用细辛。这些均为发、达肝脏内蕴之火热而设的巧妙配伍。郁闷不舒是临床常见的心理紊乱状态，气郁化火也很常见。

（3）暖肝通经

治疗肝经寒实之"当归四逆散"，还有《太平圣惠方》治疗肝阳不足之"补肝细辛散"都配伍了辛通的桂枝、细辛。关于桂枝对肝的作用，都有专门的论文。

（4）息风止痉

抽搐、痉挛治疗的方剂中亦可配伍解表药，如治热甚发痉之"羚角钩藤汤"用桑叶、菊花；治疗破伤风"五虎追风散"用蝉衣；"玉真散"用防风治产后中风、口噤、角弓反张；《医学正传》"愈风汤"用荆芥。现代药理学研究证明，这类解表药均具有镇静、抗惊厥的功能。

（5）祛风止痛

"凡头痛皆以风药治之者，总其大体而言之也。高巅之上，唯风可到，故味之薄者，阴中之阳，乃自地升天者也。"用风药可宣通上部气机，肝阳上亢和肝火上炎证，风阳扰动于清空，常致头目胀痛。解表药性轻扬，可上达巅顶，通经和络，息风止痛，故疗肝阳头痛，如"桑麻丸"用桑叶；"羚羊角汤"用薄荷、菊花。

（6）祛风止痒

皮肤风团瘾疹、瘙痒糜烂等证，原由肝经风热、肝经湿热浸淫、肝血不足、虚风内动等引起。临证治疗常配伍解表之品，如《医宗金鉴》"消风散"用荆芥、防风、蝉衣。现代药理研究证实，浮萍、荆芥、防风、蝉衣、桑白皮和白鲜皮等有抗过敏的作用。

（7）清肝明目

肝经风热，上窜目窍则目赤胀痛、流泪、翳膜遮睛等，解表剂发散头面郁火，火热得清则目明如故。《证治准绳》"蝉衣散"用蝉衣、羌活、甘菊、荆芥、防风、蔓荆子。这个临床上眼部的症状也很常见。

（8）搜风疗痹

如肢体麻木，手足不遂，掉摇颤振，痛痹挛缩等。解表药可外彻肌表通经活血，因此有搜风疗痹之效。如治疗肝肾亏虚，肢体痿弱无力，手足麻木不遂，张洁古创"天麻丸"，其中羌活、独活即为疏风通经而设。这一条有助于我们更深入理解坐骨神经痛等与心理紊乱的关系。

2. 调肝药的配伍

调肝药如何配伍其他药物呢？对于肝火证，除了使用清泻肝火药物，以下几类药物是常要配伍的。

（1）滋养阴液

如"丹青饮"之麦冬、沙参、石斛；"龙胆泻肝汤"之当归、生地。《串雅内编》的滋阴与凉血双重作用的"泻火汤"、"宣木散"之玄参。秦伯未说："泻肝方剂里常佐入生地、白芍一类"。

（2）宣散郁火

肝火内盛相应的治法为苦寒清泻肝火，但考诸古代方剂内，亦即"火郁发之，"即配伍风药。如《太平圣惠方》"泻肝前胡散"用细辛，钱乙"泻青丸"用羌活、防风，均为"借风药以张其气"。周学海说："直行极，则不可以径从直升，直降，而必先有横行开阖之气以疏之。"

（3）化痰利尿

古方如李东垣"散滞气汤"之用半夏；"化肝煎"之用川贝母、泽泻；"龙胆泻肝汤"之用车前子、木通、泽泻。

通利小便，既可祛湿以畅气机，又可使热邪随小便排出体外。

（4）通里攻下

"当归龙荟丸"和"泻青丸"均配伍大黄；《太平圣惠方》"泻肝升麻散"配伍大黄、芒硝。关于这一条，齐教授临床用药温和的很，我印象中就没记得用第四类中药，多用调气药物升降肠腑气机，通里效果也很好。

（5）清心泻火

肝火旺盛致心火偏盛，清心火可达泻肝火的目的，如著名的"左金丸"。清肝剂佐入清心之品如"加味丹栀汤"之灯心、木通；《清宫医案》清泻肝火的方剂中以竹叶、灯心为引。

给大家举一些古代的例子。元代医家王好古认为独活有"搜肝风，泻肝气"的作用，可用于治疗肝经气机不利诸证。近代名医张锡纯《医学衷中参西录》有治胁下疼兼胃口疼一案，张氏辨为肝气郁结，横恣犯胃证。遵《内经》厥阴不治，求之阳明之旨，从健补脾胃入手，少佐理肝之品。一般用作疏肝者，多首选柴胡或用柴胡疏肝散类化裁。但张氏治疗此证不选柴胡而用桂枝。张氏说："柴胡能疏肝气之郁，而不能平肝木之横恣，桂枝其气温升（温升为木气），能舒肝气之郁结，不但为升肝之要药，实又为降胃之妙品。"病有轻重，药有寒热，虽为一类，但是有差别。应该审时度势，体量病情选用。临床可能只是一两味药物的差异，但是对于患者却有比较大的影响。

有学者认为，"风"就是气的运动或运动形式，气与风异名而同类。无论是自然界的风，还是机体内的风，都是指运动的气而言。"百病生于气"，从这个角度来说，我们可以试想风药在临床应用的广泛性，所以这是值得我们给予重视的一类中药。关于风药的拓展应用，比如柴胡通腑，推陈致新（《神农本草经》），菊花利血气，紫苏治疗吐血等这样的临床用药经验，说明中药药效的广泛性与复杂性，所以不要被我们的《中药学》局限了思维。

3. 病案一则

田某，男，30 岁，2005 年 6 月 3 日初诊。

主诉：入睡困难，早醒 1 月余。

现病史：近一个月来，患者入眠困难，晨起早醒，醒后不能再入眠，夜间梦多，头晕，耳鸣脑鸣，胸闷，乏力，白天困倦，汗多，大便不成形。

舌象：舌淡红，苔白。

脉象：沉滑。

治法：理气化痰，通达阳气。

处方：陈皮 12g　半夏 12g　云苓 30g　厚朴 12g　苍术 20g　苏叶 20g　防风 12g　甘草 6g　生龙牡 30g　佩兰 20g

水煎服，日 1 剂。

2005 年 6 月 10 日复诊：服药后睡眠好转，出现轻度腹泻，仍感头晕，头皮发紧，心悸，舌淡红，苔薄白，脉沉滑。上方加五加皮 20g，独活 12g，远志 12g，木香 12g，泽泻 30g，朱砂 0.5g（冲）。水煎服，日 1 剂。

2005 年 6 月 21 日复诊：服药后效可，诸症减轻，腹泻，呈水样，一日 3 次，咳嗽，咽部灼热，咯吐黄痰，纳可，小便黄，舌淡红，苔水滑，脉沉滑。

处方：陈皮 12g　半夏 20g　云苓 30g　甘草 6g　厚朴 15g　苍术 20g　泽泻 30g　五加皮 20g　仙灵脾 15g　肉桂 6g　黄连 9g　朱砂 0.5g（冲）

水煎服，日 1 剂。

分析：依照患者的心理脉象，属于善思的个性，经常操劳，累心过度，因此，思则气结，机体之阳气不能按时归并于里，故出现夜间入睡困难，早醒，醒后不能再入睡，睡眠时梦境较多；白天气机内结不得伸展，故出现胸闷、乏力、困倦。经用理气化痰，通达阳气之品后，结滞的气机得以舒展，阳气及时归于内里，故睡眠和白天的困倦疲乏症状得到改善；气机恢复正常的运行，排除宿结的内邪，则大小便增多，咳嗽吐痰等症得以缓解。

妊娠脉象简介

主讲人：罗愚

今天与大家一起交流下妊娠脉象特征。

1. 常用妇科脉诊技法

常用妇科脉诊技法主要有：尺部脉诊法、寸口脉诊法、厥阴冲脉法，另外还有神门少阴法和厥阴法。其中尺部脉诊法，其范围是关部以后，浮露出来的，有搏动的都是。尺部法已经多次专门介绍，这里略过。

（1）寸口脉诊法

给女性号脉，我首先排除一下生理性的经、带甚至乳、腹的大概情况，一般尺部基本够用。如果把冲脉的表现放大，也就是把气血的动势放大，就可以通过寸口脉诊法去体察了。放大后点的气血分布，一般右寸是气血冲动的极端，左关是血液质地的特异分布点。女性气血动荡明显，左关和右寸，经常是比较、参照的重点。气血更极端的动荡，常常会使女性在一些一般不会搏动的经脉也出现搏动。这个是具有一定妇科专科特点的现象，前人早有明训，如，肝大肺小应有子，肺大肝小孕不成。

（2）少阴神门脉

触摸少阴神门脉的搏动，这个脉搏在神门穴附近，不一定在正穴位上。有人把这个脉动，当做怀孕与否的特异指感，是不完全正确的。只要气血异常波动，包括月经的异常和呼吸系统的某些疾病，引发气血动荡，都会出现异常波动。它在怀孕与否的判断上，只能说可以做参照。我给女性号脉会触及这个点，如果平和，对排除怀孕、评估气血的动荡态势有一定意义。

（3）厥阴冲脉法

中指的厥阴冲脉，是中指的指根到指尖。这个可能很多人知道，是妊娠月份的测量部位，它对怀孕的确认比神门要准确，但是那一般是月份比较大了，气血已经充分活跃冲涌的情况下。要注意，在指根部的第一节搏动也有月经异常的意义。目前，中医妇科的优势大于西医，临床中医妇科是一个很重要的部门。好多西医妇科没法治的病，这里都可以治疗。不过，我个人认为，西医是中医体系的局部放大。

内关附近有人认为是怀男胎的特异脉，这个主要是怀孕的时候搏动明显，而在病理状态下则很少搏动。还有厥阴脉，在厥阴经的腕部内管附近，浅表的搏动。怀男怀女，在脉诊上的差异是什么？原理是什么？严格地说，没有男女的特异脉，但是有倾向性。

当然，或许还会有更深一步的原理解读，这个冲动的脉象，主要是所谓的滑脉。月经、排卵、孕产，基本的原理可能是一样的。顺着滑脉讲，血流的冲击，实际是波流正反之间充分对撞，形成正向的轴向血流，主要是滑脉，是最常见的生理脉。我写过高频生理脉，滑是最常见脉象之一，同时也是最常见的病理脉之一。

我个人的认识，滑脉是奇经八脉冲脉的基本表现形态，生理和病理的。超过一般的滑脉范围，或超出个体基本的脉象表现出的和谐状态，就是失冲和，失去动态的均衡，可以叫做失胃气。齐教授辨证脉学审脉原则的脉贵中和，类似此意。冲脉是一个表现状态，不是一个病理部位。若冲脉受凉会激动人体，到一定程度，影响到体内，才会出现冲脉的症状和脉象的冲动，即以滑象为基础的指感变化。传统的动脉，就是应激反应后，变化的滑象变化。脉象是最基础的，我认为，部位的分化，是象的放大。

滑脉指感，实际上有许多变化，包括滑的形态、厚薄、软硬、缓急、碎整、大小、滑内的虚实、滑的移动、滑与滑之间的距离等。同一个滑的指感，在不同的环境里，有完全不同的生理或病理意义。

2. 男女胎与脉诊

中医脉诊提示男女，有理有据。我的师傅，这个算恩师了，曹老中医，一辈子干妇科，兼男科。他明确说，男胎的脉，核心的指感是坚、急。有时靠脉中的感觉，有时候不是慢慢捕捉的，就是触手之间。他多号一会脉，就说手麻了。

如果周围的基础脉，都是软缓的或空豁的，这个坚、急，未必就会典型，但是还是会相对凸显。在原理的解读方面，我目前的认识，起码与雄性激素的作用，关系巨大。

（1）男胎脉象机理

如果借用部分现代原理，尤其是血液循环的相关原理，如血液流变学、血流动力学，以及生殖内分泌作用下的血液循环变化，作比喻式的解读，那么男胎的血液循环状态，可能是血流输出量的增加、心搏有力、血质偏向血细胞等有形成分增加的状态。对照这个表现倾向，左手离心较近，会更容易表现出类似的指感，即血量足、搏动有力、质地充实，这个就是古人所谓左大为男，右大为女的可能机理。注意，这个是比喻式的解读。雄性激素和雌性激素，作为男女胎倾向的代表性激素，也常常作为取类比象的比喻对象。我倾向男胎涉及的雄性激素多，而诸多文献报道，雄性激素会使人体心肌搏动力显著增强，血流充沛，红细胞增多等，与我作比喻的血液循环状态表现相吻合，但是我们还需要更直接的证据。这个是解读，也可以临证验证，所以主要是类比。另外，记忆中好像也有文献报道，谈到男胎时母体的雄性激素会多，可以佐证。

（2）女胎的脉象特征

女胎的核心指感，主要为漫、肿的状态。它们是比较细微的意象化的指感，分解开来具体说，并不容易，也可以描述为缓软而懈怠。男、女胎脉象，也会从最简单的表现开始，候之所始，道之所生，从整体一元脉象倾向，到二元部位表现，人体内是一元元气生发出阴精、阳精、血、阳气的逐渐分裂，脉表现是二元左右分化规律，并且会继续分裂出更复杂的规律。核心的漫、肿指感，会放大到整个表象都表现为漫、肿，再具体细化放大到每个部位，在三部九候，五层十八点等各部位独取，也表现出漫、肿的指感。女胎整体指感的缓软而懈怠，与怀孕背景的数急前提要理清，多数妊娠都会出现脉搏速度增加，基础指感背景表现为数、急。

冲脉是一个表现状态，不是一个病理部位，这个与一般奇经八脉的冲脉概念不同。比如，若冲脉受凉会激动人体，但是一般不会引起人体脉象的反应，必须强烈到一定程度，影响到体内，而且是正向的、亢奋的应急反应，才会出现冲脉的症状和脉象的冲动，即以滑象为基础的指感变化，出现因受凉而呈现抑制反应的脉象，都不会以滑类指感为主。传统的动脉，就是应激反应后，变化的强烈的滑象变化。脉的象是最基础的表现，我认为，部位的分化表现，如三部九候等，是象的要素的分解放大。

下面是讲课过程中讨论的精华选段：

宋晓宾：

阳性刚而阴性柔，所以特征脉才会有坚急和漫肿吗？这个肿还是不好理解呢，漫是散漫无边吗？也带有柔软感。

罗愚：

肿是软而充实，而且这个是核心指感，比完整的脉象还要要素化。没有这么具体完整，但是有这个意思。男胎凸而搏指，女胎缓软能容，或许也是类似性器官？我也在想象。

由于我是从人体实践，这个没有成本的，所以原理上的观察，多是靠想象、分析来串联。

张华祚：

给大家奉献一点《妊娠脉象文献论疏》。

《素问·平人气象论》说："妇人手少阴脉动甚者，任子也。"手少阴，心脉也。《素问·脉要精微论》曰："上附上，左外以候心，故心脉当诊于左寸。动甚者，流利滑动也。心生血，血旺乃能胎，妇人心脉动甚者，血旺而然，故当妊子。

《素问·阴阳别论》说："阴搏阳别，谓之有子。"（阴，如前手少阴也，或兼足少阴而言亦可。盖心主血，肾主子宫，皆胎孕之所主也。搏，搏击于手也。阳别者，言阴脉搏手，似乎阳邪，然其鼓动滑利，本非邪脉，盖以阴中见阳而别有和调之象，是谓阴搏阳别也。）

仲景曰：妇人脉滑疾而经断者为有孕。妇人之脉，以血为本，血旺则经调而子嗣，气旺则喘泛而难孕，身体之盛衰，无不肇端于此。即此滑利之脉，应指疾而不散。滑为血液，疾而不散，乃血液敛结之象，是为有胎三月矣。若但疾而不散，是从虚渐实，从柔渐刚，血液坚凝，转为形体，故不滑耳。此妊娠五月之脉状也。

晋朝王叔和《脉经》则言："尺中之脉，按之不绝，法妊娠也"，"妊娠初时，寸微小，呼吸五至。三月而尺数也。脉滑疾，重以手按之散者，胎已三月也。脉重手按之不散，但疾不滑者，五月也。"

隋朝《诸病源候论》说："诊其手少阴脉动甚者，任子也。少阴，心脉也，心主血脉。又，肾名胞门、子户。尺中，肾脉也，尺中之脉按之不绝者，妊娠脉也。三部脉沉浮正等，按之无断绝者，有娠也。"

唐朝时期《千金翼方》对妊娠脉象的论述则为"妊娠，脉滑疾重，手按之不散者，胎已三月也；但疾不滑者，五月也。"

宋朝《察病指南》曰"右手尺内脉滑，下焦有实热，渴而引饮，饮冷过度，脐似冰冷，腹鸣时痛或下痢。妇人主血气实，经月不通。（然而尺脉滑者，亦本形也。脉赋解义云，尺脉滑，主胞络极冷，女经不调，则以滑为阴脉也。）和缓为妊娠。"《太平圣惠方》中则论述为"尺脉按之不绝，若与关脉相应和滑者，男子气盛血实，妇人即为妊娠。"《绛雪丹书》中对妊娠脉象的论述完全与《脉经》相同。《三因极一病证方论》说"妇人妊娠，脉则和滑。"《妇人大全良方》言"若妊娠，其脉三部俱滑大而疾。经云：阴搏阳别，谓之有子。搏者，近也，阴脉逼近于下，阳脉别出于上。阴中见阳，乃知阳施阴化，法当有子。又少阴脉动甚者，妊子也。手少阴属心，足少阴属肾。心主血，肾主精，精血交会，投识于其间则有娠。又三部脉浮沉正等无病者，有妊也，余病如《脉经》说。"

金元时期《脉因证治》曰："少阴脉动甚者妊。少阴，心脉也。尺中按之不绝者妊。三部脉浮沉正等，按之无绝者妊。妊娠初时寸微小，呼吸五至；三月而尺脉数，脉滑疾，重以手按之散者，盖三月也；脉重手按之不散，但疾不滑者，五月也。寸微关滑尺带数，流利往来并雀啄，是妊。"《脉诀刊误》曰"今病经闭，而脉反如常不断绝者，妊娠也。"《诊家枢要》则论述为"妊娠亦有脉代者，此必二月余之胎也。"《丹溪手镜》中说："心脉洪大而滑，肺脉微而不浮，肝脉微横不绝皆妊。阴搏阳别，谓之有子。（搏者，逼近于下；别者，别出于上，气和血调，阳施阴化，谓之有子。）少阴脉动甚者，妊子。（少阴脉，心脉也。）尺中按之不绝者，妊子。三部浮沉正等，按之无绝者妊。寸微关滑，尺数流利，往来如雀啄者妊。妊娠初时，寸微小，呼吸五至；三月而尺数滑疾，重以手按之散者，是三月也；重手按之不散，但实不滑者，五月也。"

《濒湖脉学》曰"妊娠脉代者，其胎百日。"《四言举要》则说"少阴动甚，谓之有子，尺脉滑利，妊娠可喜，滑疾不散，胎必三月，但疾不散，五月可别。"《医学脉灯》中则言及"妇人之脉，以血为本；血旺易胎，气旺难孕；少阴动甚，谓之有子；尺脉滑利，妊娠可喜；滑疾不散，胎必三月；但疾不散，五月可别。"《脉语》曰"散而滑者为妊娠"，"体弱之妇，尺内按之不绝，便是有子。月断日多，六脉不病，亦为有子。所以然者，体弱而脉难显也，《脉经》曰：三部浮沉正等，按之无绝者，妊娠也。何尝拘于洪滑耶？'阴搏阳别，谓之有子'，搏、伏而鼓也。阴搏者，尺中之阴搏也，是阴中有别阳，故谓有子。妊娠初时寸微尺数，按之散者，三月也。按之不散者，五月也。"

《普济方》说"和滑，为妊娠。"《寿世保元》曰"诊其手少阴脉动甚者，妊子也，少阴心脉也，心主血脉。又云，肾名胞门子户，尺中肾脉也，尺中之脉，按之不绝者，妊娠之脉也。三部浮沉正等，按之无断绝者，有娠也。"《古今医统大全》言"妊娠亦有代脉者，此必二月余之胎也。痛甚之脉得之者不可准也。"《古今医鉴》说："又妊娠亦有脉代，此必二月胎也。"《医经小学》曰"滑而和为妊娠。"《轩岐救正论》论述为"妇人之脉，以血为本；血旺易胎，气旺难孕；少阴动甚，谓之有子；尺脉滑利，妊娠可喜；滑疾不散，胎必三月；但疾不散，五月可别。"《证治准绳》则言"妊娠初时，寸微小，呼吸五至，三月而数，尺滑疾，重按之散者，胎已三月也。不散，但疾不滑者，五月也。"（胎至五月，则乳头乳根必黑，乳房亦升发，更为实据。）《脉经》云："尺脉按之不绝，妊娠也。"（羸弱之妇，不必脉皆滑实，但按尺中应指，源源不绝便是。滑伯仁谓：三部浮沉正等，无他病而不月，为胎妊，亦此意。）

　　《医经原旨》说"妊娠之脉，妇人手少阴脉动甚者，妊子也。（手少阴，心脉也，上附上，左外以候心，故心脉当诊于左寸。动甚者，流利滑动也。心生血，血旺乃能胎，妇人心脉动甚者，血旺而然，故当妊子。）阴搏阳别，谓之有子。（阴，如前手少阴也，或兼足少阴而言亦可。盖心主血，肾主子宫，皆胎孕之所主也。搏，搏击于手也。阳别者，言阴脉搏手，似乎阳邪，然其鼓动滑利，本非邪脉，盖以阴中见阳而别有和调之象，是谓'阴搏阳别'也。尺中之脉按之不绝，无他病而不月者，妊也。古人男女皆称子，非男曰子而女则否也。男女之别，须审阴阳。右寸盛，阴状多，主女；左尺盛，阳状多，主男。以左右分阴阳，则左为阳，右为阴；以尺寸分阴阳，则寸为阳，尺为阴；以脉体分阴阳，则鼓搏沉实为阳，虚弱浮涩为阴。犹当察孕妇之强弱老少，及平日之偏左偏右，尺寸之素强素弱，庶足以尽其诊也）。"

《脉诀乳海》说"言妊娠之脉，关前宜弱，关后宜盛。左手太阳浮大男，右手太阴沉细女，诸阳为男诸阴女，指下分明须记取"。"肾名胞门子户，尺中肾脉也，尺中之脉，按之不绝法妊娠也，即赋中所云尺中不绝，胎脉方真。"《诊宗三昧》则言"妇人尺脉动甚，为有子之象。经云，阴搏阳别，谓之有子。又云，妇人手少阴脉动甚者，妊子也。以肾藏精，心主血，故二处脉动，皆为有子。"《医法圆通》说"若诊得六脉流利，往来搏指，妊娠之兆。"

妊娠一月者，寸尺脉俱动；二月者，孕妇脉代；三月，寸微尺数；四月，则可辨男女，左右关脉滑疾分主孕男、女；五月，但疾不散；六至十月则可待产。《诸病源候论》云"诊其尺脉，转急如切绳转珠者，即产也。"

"异病同治"的脉学依据

主讲人：曾意芳

证候是疾病过程中某一阶段或某一类型的病理概括。一种病可能有多种证，一种证也可能存在于多种疾病中。证同则治同，证异则治异，所以在中医学里有同病异治和异病同治的原则。掌握证候的脉象要素能使辨证更容易和更精确，而非只是局限在按照书本上某种疾病的证型分类去治病。

下面我以自己临床上遇到过的几类疾病举例说明脉诊在"异病同治"中的运用。

1. 异病同治解析

异病同治：证同则治同，不同的疾病在其发展变化过程中出现相同的病机、相同的证，可用相同的治法来治疗。

比如肝郁证，可以是各种不同疾病、症状的关键病机。肝郁证的患者可以以不同的症状为主诉来就诊，如口疮、皮疹瘙痒、上颚疼痛、肩关节疼痛、背痛、手麻、胃痛、胸闷、胸痛、不孕、带下、眩晕、晕厥、气促、咳嗽、失眠、梦魇、癥瘕积聚等。这些病症分属于西医不同的系统疾患，因此对这些病症有不同的治疗方案，方案之间缺乏内在的联系性。"

2. 看病引发的思考

一位患者，她有皮疹瘙痒、咳嗽、带下，来到医院咨询该找哪一科治疗好，导医会告诉她可以到皮肤科、呼吸科、妇科就诊。她求医心切，三个科都去挂号看病，各科的专家都给她不同的治疗方案。结果，她做了不少检查，然后拿着三大包药回家，每天轮流吃着三个专家给的药，吃着吃着，原来的病还没好，胃又开始难受了。

中医学是从整体上系统认识疾病，注重通过搜寻证据，探寻疾病发生的原因和发展变化的过程。根据这个原则，就能够将患者所感受到的各种病痛联系起来，透过现象看到机体内在的本质，也就探察到了中医学的"病机"。

言必有物，事必有征。相同的证，有相同的脉象要素。中医就根据这个证来解决病患的病症。如刚才提到的患者，皮疹瘙痒、咳嗽和带下，从脉诊得知肝郁为其各种症状的内在病机，治以疏肝解郁，便能同时解决三种病症，同时也能疏导患者说出心里的郁闷。肝郁证的脉象要素：左关部脉动，细微颤动波，严重者可泛化各部。那么为什么肝郁会导致皮疹瘙痒、咳嗽和带下呢？这里给大家提供一个思路：火从窍发。大家可以根据这个自己试着分析一下。

《中医诊断学》中提到，肝病多郁滞，肝气失于调达则脉多弦劲。但是我们在临床实践中发现常常并非如此。心理脉学创始人寿小云教授在《寿氏脉学与临床》一书中指出：肝郁真正特异的脉象成分是一种手感酸麻不适的感觉，这是典型的脉象振动觉感觉，就像手握着石头在玻璃上划时那种酸麻不适的感觉一样。这种波形指感弥散，主要显现部位在左关局部组织。肝郁脉是以振动觉为唯一诊断指标的脉象。

刚才我说了，掌握证候的脉象要素能使辨证更容易和精确，而非只是局限在按照书本上某种疾病的证型分类治病。但是，我在临床上碰过钉子。后来从《辨证脉学》中发现，单掌握脉象要素还不能全面地识证，如书上的"脉象要素及系统"里，分为局部脉象要素，整体脉象要素，演化脉象要素和脉象系统。如此方能较全面的认识病机。所以提醒大家，单纯掌握脉象要素是远远不够的，还有脉象系统、脉象层次和脉象要素的关系要弄清楚。

以上就是我要和大家共同学习的内容，希望能对各位同道有所启发！

无脉浅析

主讲人：牟春燕

　　一次去病房练习诊脉，注意到有一位年轻的女性患者一侧桡动脉无搏动。查看了病历，她患的是动脉炎。由此开始关注无脉。

　　《医灯续焰》云："尝谓天地无脉，则辘轳不转；山川无脉，则灵秀不钟；草木无脉，则苍翠不舒。凡所以能生生者，唯有脉之迂回运行而已。"无脉是指寸关尺脉浮中沉取都没有脉搏的跳动，可以是双手无脉，也可以是单手无脉。如果这个问题进一步细化，可以再分为寸关尺单部及两部无脉、浮中沉取单部无脉等。当然，我们分析无脉的前提是患者体温、呼吸和心率等生命体征是存在的，否则恐怕就失去治疗的意义了。

　　脉的正常搏动需要气的推动、血的充盈和脉道的通利，其中任何一个因素受到影响，都可能出现无脉。从这个角度来分析，气虚至极、气脱以至无力推动血液运行，严重气滞、气闭所致气不行血，气逆、气陷所致脉道未能正常充盈，大量失血、呕吐和泄泻导致机体大量津液脱失，痰湿瘀血阻滞脉道等，都可以导致机体出现无脉。

从 25 对脉象要素的角度来说，寸脉无，对应的是脉下或者脉短；尺脉无，对应的是脉上或者脉短；浮取无脉，那会出现沉脉甚至伏脉；沉取无脉，那么可能是脉位偏浮。

无脉的病因中医学认为与情志所伤、外感邪气、饮食不节、劳倦过度、年老体弱、产后体虚、医过等有关。临床遇到无脉，首先要考虑一些危重的病症，如休克和血栓形成等。因为这类病症急重，不可掉以轻心。如果排除这类急症，我们可以考虑中医辨证论治。

下面择取几例病案。

1. 《伤寒六书》载伤寒脉伏甚至无脉案

夫头疼发热，恶寒，或一手无脉，两手全无者，庸俗以为阳证得阴脉，便呼为死证不治。殊不知此因寒邪不得发越，便为阴伏，故脉伏必有邪汗也，当攻之。又有伤寒病至六七日以来，别无刑克证候，或昏沉冒昧，不知人事，六脉俱静，或至无脉，此欲正汗也，勿攻之。此二者，便如久旱将雨，六合阴晦，雨后庶物皆苏，换阳之吉兆。正所谓欲雨则天郁热，晴霁天乃反凉，理可见也。当攻者，发汗，冬用麻黄汤，三时用羌活冲和汤。勿攻者，止汗，五味子汤。各有治法，当谨记之。

2.《续名医类案》载过劳致无脉案

顾氏女，年十六，臁有疮，三阴之病其素也。以岁暮劳于女工，胁痛发，咳嗽吐痰……天黎明，忽目闭口张，挺卧僵直，呼唤不应，汤水不入。询其胸腹如何？其母按之，曰：犹暖。遂入诊，已无脉……谓本属元虚，劳役而病，误行燥散，伤其肺金，致肝木挟痰食上逆。又加酷暴之品，遂令水涸木枯而厥冒。第痰食之厥，可一吐而醒，此阴亡阳越之厥，唯有令魂升魄降而已。今生气未绝，姑以熟地二两，杞子一两，沙参、麦冬各五钱，急煎徐灌，但虑其不下咽耳，下咽即活。乃如言，次日延诊，告以初时药不能下，以簪撬灌，久之入咽有声，今起坐耳。前方减半，入蒌仁二钱，八剂全愈。

以上是两例古代医案中对于无脉的辨治。以下选取一例病案试从 25 对脉象要素的角度来进一步说明。

3. 不寐案

巩某，女，24 岁，2010 年 11 月 9 日初诊。

主诉：入睡困难，多梦 4 月。

现病史：患者今年 7 月份因祖父去世恐惧导致入睡困难，夜间多梦，乏力，怕冷，精神不振，2008 年因头痛于烟台市毓璜顶医院就诊，诊断为"抑郁症"，服用"赛乐特"及中成药（具体不详）。近 4 个月来每晚均出现恐怖画面，白天精神不振。现症见：入睡困难，多梦，乏力，怕冷，记忆力下降，精神不振，心情不好时加重，左上腹胀气，烦躁，脚心发热，口气重，咽干，畏光，食欲不振，大便干燥，2日一行，小便黄，月经正常。

既往史：无重大和特殊疾病史可载。

舌象：舌红，苔薄黄。

脉象：

整体脉象：滑、稍数、缓、动。

局部脉象：左寸脉沉、细、动；左关脉涩、浅层圆包样凸；左尺脉细。左三部整体脉下、短、进少退多、来疾去疾、敛、直。右寸脉浮；右关脉细、高、动、热；右尺脉细、动、敛。右三部整体脉上、长、进多退少。

脉象分析：患者整体脉象的"缓"、"滑"表明体质是土形之人（注：此为心理郁闷不舒的个性基础）；右尺脉的"细"、"动"、"敛"表示其小时候家人溺爱，自己过分地依赖家人，长大成人后仍然依赖他人较重，胆量较小（患者表示同意）（注：这是心理惊悸不安的个性基础）。左寸脉"沉"、"细"、"动"和左关脉的"涩"、浅层圆包样"凸"表示有情志不舒，没有发泄而郁积于内的历史（询之患者二年前因生气而胸闷痛）；右寸脉"浮"、右关脉"细"、"高"、"动"、"热"是肝气郁结化火，克犯脾胃；左三部脉的"下"、"短"、"进少退多"、"来疾去疾"和整体脉象的"数"、"动"表示出患者处于惊恐的情绪之中；左手脉的"敛"、"直"表示患者过度关注自己病况。因此该患者的心理状态包含了郁闷不舒、惊悸不安和思虑过度三种状态，这三种状态相互纠结共同导致了失眠的发生。

诊断：失眠症。

病机：郁闷、思虑、惊悸互结。

治法：解郁，解虑，定惊。

处方：苏梗 20g　枳壳 15g　桔梗 12g　防风 15g　独活 12g　白芍 30g　当归 15g　前胡 20g　杷叶 15g　远志 12g　木香 12g　红花 9g　甘草 6g　天麻 20g

14 剂，水煎服，日 1 剂。

2010 年 12 月 3 日二诊：药后效可，有困倦感，第一付药后大便次数增加，大便稀，睡眠差，多梦，恐惧感消失，嗳气、乏力，腹胀，五心烦热减轻。舌淡红，苔薄黄。整体和局部脉象特征均有不同程度的改善。上方加苍术 20g，佩兰 15g，半夏 9g。7 剂，水煎服，日 1 剂。（摘自《辨证脉学》）

此例不寐案试从脉象要素的角度来分析：左寸脉沉即浮取无脉；左三部整体脉下、短近似左寸无脉；右寸脉浮、右三部整体脉上，沉取可能无脉。由此角度我们可以进一步思考如何凭脉辨证用药，恢复脉象的"中和"状态。

以上是我对"无脉"的一点浅见，请大家提提看法，不对之处敬请批评指正。

下面是讲课过程中讨论的精华选段：

王鹏：

我记得有一次摸一中年男子的脉，只有肱动脉可以触到。他就是脉管炎患者。这种人实际占临床病例的份额不少，对我们搞脉学的是个挑战。

崔晓敏：

我一直以为摸不着脉是挺凶险的一件事，但同时也很纳闷，一些个活蹦乱跳的人居然也会出现这种情况。

王琪珺：

是啊是啊，我以前也很困惑，一直以为只是我摸不到，其他人能摸到呢。就像师姐说的，临床遇到无脉，首先要考虑一些危重的病症，如休克和血栓形成。因为这类病症急重，不可掉以轻心，如果排除这类急症，我们才可以考虑中医辨证论治。

王鹏：

桡动脉是人体血管中的一小段，先天移位的斜飞脉，反关脉挺多见。有时心脏做造影要捅一下，放支架，也要捅一下，需要移植血管就掐一块。后天损伤和移位的情况也常见，都是咱们脉学研究的课题之一。

医案分析

YIAN FENXI

脉学心路十一载

主讲人：柳洪胜

回想 11 年前，我有幸成为齐师的学生，从此踏入脉学研究的大门，到现在也十年多了。感谢恩师引领我进入这个神奇而博大的领域！现在老师通过他独特而又敏锐的视角把二十多年的经验毫不保留地整理成书，供我们学习研究，我今天怀着再次感恩的心情来和大家分享。大家走到一起不容易，真正的学习必须是参与进来，怀着无比的热情和期望！如果只在一边"冷眼观瞧"，怕最后会让你失望，白白的丧失大好的学习机会，坐拥宝山而不自知！

齐师《辨证脉学》开创了脉学研究的新篇章。从脉体、脉管、脉搏波、血流四方面把脉象分为 25 对脉象要素。熟练掌握脉象要素对我们临证帮助甚大，关键时候能起到突破口的作用。如何学习掌握脉象要素是我们脉象研究者首要的问题。而如何把 25 对脉象要素消化吸收，如何在临床中得心应手，尤其是对一个脉象研究的初学者来说应该如何提高，这应该是大家更关心的问题。我认为最好的方法是借助典型病案加深对典型脉象要素的理解应用。我们的脉诊因种种原因在医案中体现得不让人满意。我负责我们医院的中医会诊，已经两年了，电子系统里全面详细地记录下来了病案资料。今天我将通过自己的会诊病例来说明一下脉诊要素的学习体会。咱们先回顾一下齐师 25 对脉象要素的分类。

1. 脉象要素分类

（1）脉体要素 5 对：左右、内外、曲直、寒热、清浊。

（2）管壁要素 2 对：厚薄、刚柔。

（3）脉搏波要素 12 对：动静、来去、长短、高深、浮沉、上下、粗细、敛散、怠驶、迟数、结代、强弱。

（4）血流要素 6 对：稀稠、急缓、滑涩、凹凸、进退、枯荣。

虽然 25 对脉象要素并列，但是其中难易程度相差悬殊，比如，较简单明了的要素有：左右、内外、曲直、刚柔、浮沉、上下、迟数、结代、滑涩、粗细、强弱；比较难于把握的要素有：寒热、来去、厚薄、稀稠、凹凸、枯荣；最难把握的脉象要素有：清浊、高深、动静、长短、敛散、怠驶、急缓、进退。关于临床上如何获取脉象信息，齐师已经在以前的讲课中系统地阐释了关于"识脉"和"审脉"的操作要领。想要系统全面快速掌握 25 对脉象要素是非常困难的一件事，我的体会是学习要先易后难，先从容易的地方下手。比如，我把脉象要素分成三类，如上所述。先找最容易的要素，应用于临床，认真读书，深入思考，仔细体会。从理论上把握好了脉象要素远远不够，更重要的是从临床中进一步深入体会并消化吸收，最终形成自己的临床特色。

插一个小故事。上半年的一天上午，一患者闯入我门诊问我：听说你看病不错，会号脉不？该患者是我们心内科的住院病人，要中医会诊，但是他不放心会诊医师，要来门诊亲自挑大夫。五个诊室他走遍了，没看上一个满意的，他认为优秀的中医必须是"秃头的"。他返回病房，病房的很多护士都异口同声让他找我，这是后来他告诉我的。他接着说，他是某著名律师，自己能讲《内经》，看过《濒湖脉学》，非让我背背《濒湖脉学》。我说你知道《三指禅》吗？你看过《太素脉》吗？他傻眼了。他腰痛得厉害，进来的时候不敢坐下。我不太喜欢这种自以为是的患者，给他摸了一下脉，开了一个四味健步汤。他让我抄了处方，签上名字，放入自己的裤子口袋，出门后又马上进来，告诉我，把方子放在口袋里立即止痛。

一个月以后，他又来，说腰痛没犯，不过他找了北京所有的三甲医院，没有人会太素脉。像驼背人老师说的，这个病人的确不是一般人。这种人多疑，气都冲在上面，下肢气血不通。当然不是瞎治，用体质理论，一看就行了，我下次有时间讲体质与脉象。

十一年前，齐师家里有一副字"静观通神"。还是那句话，凡事用心则大不一样。脉象要素复杂，在具体的临床过程中当然不能刻舟求剑，也不能照本宣科。我的体会还是咱们反复强调的方法：察"独"。也就是找到患者脉象信息中最明显的要素，以此为突破口，找到相应的病因病机，指导我们临床辨证论治。在临床的操作上还是要分步进行，我一般是按照脉体、脉管、脉搏波、血流顺序依次体察，也是由外及内地非常有顺序地去仔细诊脉，去看看这个跳动的东西到底在告诉我什么。不知大家当地有没有"听脉"的称谓，北京这边有个别地方患者看病会央求大夫"给我听听脉"。听，大不同，是用心，不是用耳朵，听脉搏在"说"什么。依次完成四步之后，至于如果对现代医学系统中的脏器定位也感兴趣，可以再按照微观脉的方法来操作，对心理脉学有体会的可以仔细探究心理特点，不过我不太擅长，临床用的不太多，没什么体会。下面进入具体的病案来分析脉象及其意义。

2. 会诊病案

（1）神内会诊脉案

白某，40岁，中年女性，因"四肢乏力伴睡眠障碍1月余"入院。入院诊断：失眠、焦虑抑郁状态。患者近1月来自觉四肢乏力、全身虚弱不适，入睡困难、早醒，伴心慌、胸闷，耳鸣、多汗，食欲一般，舌淡红，质软，苔薄白，脉沉细，左尺近无，右尺细。辨证为肾阴阳两虚。处方：地黄饮子，7付，水煎服，日1剂。一周后患者睡眠及乏力明显好转，之后原方继用7付出院。此患者主要脉象要素为左右、粗细，通过对患者左右脉即双尺脉的细弱可直指病机。尺定位属肾，左为阴，右为阳，脉细，说明患者气血较弱而脉道不充实。

（2）老年科会诊脉案

张某，96岁，高龄女性，因"间断胸闷40年，反复发作心悸、腹胀、双下肢浮肿8年，加重2个月"由门诊收入院。入院诊断：冠心病、心衰。现患者诉胸闷、气短较前明显，腹胀，大便干，舌暗红苔厚腻，整体脉滑，右关沉滑而稠。辨证为痰热壅滞胃肠。处方：大柴胡汤，7付，水煎服，日1剂。嘱饮食清淡，多喝水。一周后大便泻下大量臭秽物，胸闷明显缓解。此患者主要脉象要素为左右、滑涩、稀稠。右关滑而稠为典型的食积胃肠，应用大柴胡汤通腑泄浊。

（3）神内科会诊脉案

李某，老年女性，因"头晕2月余，加重伴右手活动不利、言语不利5天"入院。患者诉间断头昏沉感、头晕、胸闷、心慌等不适，睡眠欠佳，纳食差，大便不干，舌暗红，苔薄白，整体脉柔软而涩滞。辨证：气虚血瘀。处方：补阳还五汤，7付，水煎服，日1剂。一周后患者头晕缓解。此患者主要脉象要素为刚柔。柔提示气虚，血流涩滞提示血瘀循环不畅。

（4）神内科会诊脉案

刘某，老年女性，因"发现血压升高10余年"入院，患者诉近20年来夏天穿棉裤，身体瘦弱，色白，畏寒怕风，起则头晕下肢无力，纳食一般，大便正常，睡眠差，舌暗红胖大，整体脉刚，脉来缓去缓，左尺细，右尺细凉稍浮。辨证属肾阳虚。处方桂附地黄丸，7剂，水煎服，日1剂。一周后患者头晕好转，下肢有力而出院。此患者主要脉象要素为刚柔、来去、粗细、寒热。刚主要提示动脉硬化，来势急缓提示患者心肾阳虚，推动无力，凉提示阳虚。

（5）心内科会诊脉案

李某，老年女性，因"间断性活动后胸闷6年余，加重半月"入院。患者现诉凌晨5点到8点出汗明显，量多，纳食可，大便偏干。舌暗红苔薄白，脉左尺细干枯，右弦细。辨证：肝肾阴虚内热。处方：知柏地黄丸，7付，水煎服，日1剂。嘱患者多饮水。此患者主要脉象要素为枯荣，而脉干枯而细是典型的阴液不足的特征。

（6）产科会诊脉案

高某，中年女性，因"停经40周，不规则下腹痛12小时"入院。预产期2012年8月16日。于2012年8月17日急诊腰硬联合麻醉下行子宫下段横切口剖宫产术。产后予罗氏芬抗炎治疗，后出现体温升高，最高39℃，对症治疗后可降至正常。改静脉输注舒普深＋奥硝唑3天。已停静脉抗炎1周，目前口服阿奇霉素1片，日一次。复查B超提示：膀胱前方腹直肌内可见9.6cm×8.2cm×3.1cm不均匀低回声，其中可见暗区，上方暗区厚约1.0cm，下方暗区厚约1.0cm。患者目前诉无明显不适，无腹胀，双下肢发沉，无水肿，二便正常。舌暗红苔薄白，双尺脉强大，右关脉软弱。辨证为脾气亏虚，水湿内停。处方：五苓散7付，水煎服，日1剂。一周后B超提示回声减少为5.3cm×5.2cm×2.0cm不均低回声，其中可见暗区，上方暗区厚约 0.5cm，下方暗区厚约 0.5cm。此患者主要脉象要素为左右、刚柔、强弱。双尺脉强大，右关脉软弱，说明是脾气虚衰、运化不及导致的双下肢沉重或者水肿。

（7）免疫科会诊脉案

田某，青年女性，因"发热 10 天"入院，患者发热，最高达 39℃，口干，大便正常，舌暗红，苔薄白，脉整体刚、细，左关凸而动。辨证为肝郁气滞。处方：小柴胡汤 7 剂，水煎服，日 1 剂，3 天后体温正常。此患者主要脉象要素为刚柔、凸凹、动静，而脉刚关凸而动是典型的肝气不舒的特征。

（8）老年科会诊脉案

高某，高龄男性，因"间断头晕 20 年，加重 1 月"入院。诊断：脑供血不足、冠心病、高血压病、前列腺增生症、慢性肾功能不全。患者头晕，昏沉感，卧位则减轻，纳食正常，大便干，舌淡红，苔薄白，脉左寸沉细，左关沉软，右软。辨证为中气不足，脑窍失养。处方：补中益气汤 7 剂，水煎服，日 1 剂。一周后患者头晕好转出院。此患者主要脉象要素为刚柔、左右，脉管柔软为中气虚的特征。

（9）心内监护会诊脉案

姜某，青年男性，因"胸闷、心悸伴黑蒙 1 周"入院，患者目前诊断考虑为急性病毒性心肌炎，患者体胖壮，现乏力，大便二日未行，胸闷，心率 120 次/分左右，无胸痛及心悸等不适，舌淡红，苔薄白，脉整体厚而滑，向外辐射一种灼热感。辨证为热毒炽盛。处方：黄连解毒汤 7 付，水煎服，日 1 剂。一周后患者心肌酶水平明显好转，心率明显降低，转入心内科病房治疗。该患者主要的脉象要素为厚薄、寒热。患者脉管厚，辐射热感，是典型热毒的特点。

（10）老年科会诊脉案

刘某，老年男性，因"间断头晕 8 年，再发 7 个月"入院。诊断：左侧锁骨下动脉闭塞人工血管搭桥术后、左侧胫后动脉重度狭窄、颈椎病、腰椎间盘突出症、骨性关节炎、眼球摘除、义眼植入术后（右侧）。患者诉口干、口苦，纳食正常，大便不干，时有胸闷，汗多，双下肢力弱，舌暗红，苔少，脉整体滑数上溢，来盛去衰，脉来有急驶之感。辨证为肝阳上亢。处方：镇肝熄风汤 7 剂，水煎服，日 1 剂。一周后口干、胸闷减轻。此患者脉象要素为上下、来去、急驶、迟数。溢、弦滑而数表明患者气机升降失衡，壅滞于上，阳热相对偏亢，肝阳激荡气血上窜。此为典型的肝阳上亢证，当用张锡纯重镇降逆之法。

我读博士时，教神内专业的硕士生神经影像学，反复强调阅片一定要养成良好的习惯，不怕看不出病灶，就怕乱来。临床经常见到医生拿到片袋后迅速的抽出报告单，一扫结果就万事大吉，这样是不会提高自己的阅片能力的。我要求大家分四步。第一，拿到片子从上到下，依次仔细阅片。第二，将自己判断的结果记录在旁。第三，回顾患者的症状和体征，考虑患者的定性。第四，翻阅报告单，对照自己的结论。这样一来，进步可谓迅速。脉学的研究和学习也是同样的道路，要足够虚心和谦恭地向病人学习。向患者学习是我们脉象研究者一直不断提醒自己的注意事项，怎么强调也不为过。而有顺序的诊脉是第一步。有顺序，基本上可以分为两种方法，穿插进行。第一种是患者来了就不说话，先仔细诊脉，并详细记录，记录完不是完了，而是下一步自己问病史，查体征；第二种正相反。先抛开脉诊，当做自己不会诊脉。先详细地问、查，后诊脉，仔细的诊脉，这样你想不提高都难。

讲课最后，对今天的思路再做一下总结。25 对脉象要素包含的信息量巨大，临床中如何快速地提炼出来是我们面临的难题，如果能专注于一搭手就能得到的那些脉诊要素，则能在临床中起到事半功倍的作用。当然，在查独的同时也提醒大家，要尽量面面俱到，不要遗漏关键的信息点，这就靠大家不断地提高，具体做法大家慢慢体会。

通过临床住院病例来练习自己的指感是最有效而快速的方法。因为在相对固定的时间段有脉象靶器官供我们研究，加上现代科学的很多检查结果可以供我们参考使用。对爱好微观脉学的同道们是非常有用的。思路决定出路，细节决定成败！谁能做到一直谦虚地向患者学习谁就能更快更好地得到患者的信任和拥护。

临证脉案九则

主讲人：王洪忠

跟随老师学习的时光是 3 年中最轻松惬意的日子，日日听老师的教导，操演脉诊，学习中医，使我对中医有了全新的认识与理解，再次感谢老师！在离开老师的 2 年中，不断校正自己的诊疗用药思路，以提高疗效为最终目标，确立齐老师的以脉为中心，通过脉诊辨病、辨证、用药的思想。

接到王鹏师兄的命令后，花了近一周的时间，敲了以下的文字，基本上是我 2011 年开始在中风科工作后的医案，之前没有系统地记录，是断断续续回忆出来的，有的是调阅病例重新整理的。离开老师的时候是 2010 年上半年，《辨证脉学》还没有出版，所以对脉的表述上不如师弟师妹们规范，我姑妄言之，望达者姑妄听之！

1. 散案

孙某，男，69 岁，因左侧肢体活动不利 10 天以脑梗死收入院。既往有慢支病史 30 余年。现症见：左侧肢体活动不利，憋喘、咳嗽，痰色微黄，不易咯。舌质淡，苔白腻，根部微黄，脉缓滑，左尺细，右尺微浮。未静点抗生素及平喘药物，告知病人中药调理慢支。

处方：麻黄 6g　杏仁 12g　石膏 12g　甘草 10g　桔梗 10g　半夏 12g　细辛 3g　干姜 12g　五味子 3g　射干 9g　浙贝 15g　白芍 15g

2 剂后病人自述憋喘较前明显改善。

第三天早上查房时，病人诉憋喘加重，小便失禁，四肢无力，复查脑 CT、生化等未见异常。脉来有数意，脉去欲散，右关尺浮大，左尺脉细数。细问病人夜间是否感寒，病人否认。家属述夜间汗出较多，汗出当风。急予山萸肉、党参、浙贝、五味子、生龙骨等大剂潜敛，3 天后病人小便恢复如常，憋喘逐渐减轻。

2. 黏稠案

陈某，女，72 岁，病人因胸闷、心慌 6 小时入院，伴有头痛、胃脘部疼痛，腹痛，左下肢不适。入院后急查血常规、心肌酶、血尿淀粉酶未见异常，颅脑 CT 示腔隙性梗死，双肺 CT 示左侧肺下叶慢性炎性灶，腹部 B 超未见异常。四诊见：病人体型适中，面色黧黑，精神差，饮食差，小便正常，大便素干，二日未行，舌红，苔稍腻，双手脉细软，右手浮中沉三部无力，左手脉久按后脉中有黏稠灼热感。入院后给予扩冠、营养支持等治疗。

中医诊断：胃痛。

辨证：痰热腑实。

处方：旋覆花 12g　竹茹 10g　枳实 10g　大黄 6g　浙贝 15g　桑枝 15g　桃仁 10g　杏仁 10g　柴胡 15g　瓜蒌 12g 白芍 30g

方中时时顾护津液，兼行祛痰通络之功，二剂后病人大便通畅，饮食渐进，头痛、腹痛等症状较前改善，但仍感胃脘部疼痛，双手脉枯涩，久按后脉中黏稠灼热感消失。更方为血府逐瘀汤加浙贝、杏仁、茯苓、砂仁。5 剂病人症状逐渐改善，出院 1 月后回访，病人未再复发。

病人脉象要素为细、软。无力、热、稠，细、软。无力为气血不能充盈，久按后黏稠灼热感为内有郁热，结合病史患者近 2 日来饮食差导致脾胃运化功能差，气血不能充盈，但病人素体阴虚，内有郁热，大便不行，故见脉中灼热，所以本案为真实假虚，前者为因，后者为个体素质，治病当求其本，故本案先通络下痰，便后症状改善，痰热消退，可见认证无差。脉象变为枯涩后，黏稠感消失后，给予血府逐瘀汤合以滋阴之品为正治。此案有议者给予附子剂，因考虑病人虽一派虚像，但唯有脉中偏热，所以弃症从脉，服膺孟英之说。

3. 凹凸案

孙某，女，65 岁，因下腹部不适门诊以尿路感染收入（外院尿常规）。入院后查体双下肢水肿明显，问有何不适，其人叹气，从头到脚没有舒服的地方。头痛，心慌，胸闷，乏力，这些原来就有，现在下腹不适，查出尿路感染。询及既往史有冠心病、脑梗死等病。

持脉：左手右手自关部凸起，尺部沉寒。左手深层 A2 点有冲搏，右手 A3 点有硬涩搏，脉来结滞，脉去缓长。

询问病人是否检查过肺部，病人及家属说查过没有事，见病人可能不是特别了解病情，遂一笑了之。告知病人家属静点药物的同时可以服用中药治疗。病人对治疗倒甚是配合。

处方：真武汤合五皮饮。

二日后病人水肿逐渐消退。病人女儿回来，对我很是感谢，聊起病情，得知病人曾在去年得过胆石症，行微创手术；前年曾查出肺部肿块，在省立医院、301 看过，最后确诊为结核灶；病人有鼻窦囊肿，甲状腺肿块，基本上部的病灶都有了。最近考虑事多，不愿说话，希望我能代为开导。下午遂给病人说，考虑事不要太多，老太太说，是啊，是啊，我素来考虑事较多。我随即说，不仅要少思虑，而且不要害怕啊。说完老太太神色黯然，原来这几年东跑西颠看病把老太太看怕了。随即和病人及家属商定方案，第一步解除水肿，随后开郁散结，调整气机。方用刘绍武的小柴胡汤加减。告知病人治疗时间较长，随访 2 月后，病人病情、精神状态稳定。

4. 长短案

李某，男，45 岁，因脑出血术后 3 个月、脑积水入院。

现症见：去皮层状态，频繁抽搐。鼻饲流质饮食，二便失禁。口服乙哌立松、氯硝西泮、丙戊酸钠等药。

持脉：双寸关促促上涌，脉长过本位，尺部短缩，重按则无。

给予风引汤加减。1周后逐渐减药，1月后逐渐停药，后偶有抽搐，服用小剂量氯硝西泮即止。病人于外院期间长期应用抗生素，入院后发热，肺部感染难以控制，医院无细菌培养，只有依靠经验用药，治疗一段时间后，体温平稳，血常规正常即停药，在此期间给予中药小青龙汤佐以大剂量潜敛补肾药加减，可延长再次发热时间2～3天。病人处于消耗状态，尺脉逐渐变短，寸脉逐渐变细，脉幅逐渐变小，最后油尽灯枯。住院5月后死亡。

5. 动案

向某，女，64岁，2012年5月23日因右侧肢体活动不利3天入院。入院诊断为脑梗死，心律失常（频发房性早搏）。入院后行抗血小板聚集、改善脑供血等常规治疗，右侧肢体活动不利明显改善，但病人自述夜间心慌，行24小时心电图示：室上性早搏20109个，110阵室上速；心脏B超示：左室舒张功能降低。四诊：体型稍胖，面色黧黑，舌质淡，苔薄白。整体脉象：缓代。局部脉象：左寸沉涩，右关弦，右尺沉、寒。

处方：黄芪15g　党参12g　甘草10g　山楂12g　桑寄生30g　杜仲12g　川芎12g　丹参15g　元胡18g

服药后病人心慌明显好转。3 天后诊脉时发现病人左寸弦动数明显，询问睡眠情况，得知病人近几日在病房休息极差，更方为柴胡桂枝龙骨牡蛎汤加减，病人睡眠改善，诸症好转。

5 天后复查 24 小时心电图：室上性早搏 12125 个，22 阵室上速。出院前复查心电图未见异常。后继续服药治疗 1 月余，回访病人心慌较少出现，复查心电图未见异常。病人心率慢，抗心律失常药物难以应用，脉象要素缓、结沉、涩、弦、寒。病人脾肾阳虚，心血瘀阻，导致心悸。

6. 浊案

王某，女，15 岁，腹痛 2 月余，曾在市级医院、齐鲁医院诊疗，考虑阑尾炎、肠系膜淋巴结炎等，静点抗生素等治疗。效果不佳，无奈之下寻求中医治疗。

持脉：左手弦滑，右手脉稍紧，滑浊。

询问患者得知喜欢吃肉，每次吃的都很饱，告知病人家属控制饮食，每次只吃六七成饱，并以香砂六君加减，服药 2 周后病人家属欢喜来告，诸症消失。

7. 退案

刘某，男，65 岁，右侧肢体活动不利 4 小时，以脑梗死入院，病人面色黯红，舌质淡，边稍红，苔薄白，脉滑浊，重按无力，进少退多。

处方：四逆汤合补阳还五汤。

有议者曰按体质外形属于天麻钩藤饮之类，我认为此人从脉论治属于中气下陷，最后争议无果，只好说看疗效吧。服药后病人病情稳定，肢体肌力逐渐恢复，期间感冒1次，更方为参苏饮之类，2周后痊愈出院。病人脉象进少退多，只此一项，就可放手论治。

8. 真中风

韩某，男，34岁，于2012年6月23日因发作性右侧肢体活动不利3小时入院。行脑CT未见异常。入院后诊为短暂性脑缺血发作。由于病人入院较晚，接班后巡视病房后发觉病人畏寒肢冷。询问家属后知病人中午劳作汗后饱食，于风扇前面午睡，睡醒后即感右侧肢体活动不能。

查体：青年男性，皮肤色黑，舌质淡，苔白。脉象：左手脉细弦疾，来多去少，右手脉寸关皆无，尺动。

中医诊断：中风。

辨证：风寒外闭。

处方：小续命汤加减。

麻黄2包　桂枝1包　白芍1包　防风1包　防己1包杏仁1包　黄芩1包　人参1包　甘草1包　大枣1包　川芎1包　附子1包　干姜1包　细辛1包

药后病人未出汗，但畏寒较前好转。第二天，脉象较前有所变化，左手脉细、弦，但疾数较前略减，右手脉关脉已出，尺动。以此治疗10天后病人右手脉象逐渐到寸，但较左手脉仍弱，出院后给予六君子汤加减常规服用，1月后电话回访，病人恢复较好。

按：初按脉时认为病人右手脉象是桡动脉的变异，但后来询问病史，考虑病人是由于真中风导致右手脉脉象不出，初时右手脉寸关皆无，尺动，后来随着治疗，右手脉慢慢恢复。可能单用阿司匹林也能取得不错的疗效，但是重要的是给我们的脉象提示。考虑及此结合病史，笔者遇此病人遂心内笃定，用小续命汤、六君子取效，并且随着脉复的过程，病人的症状逐渐恢复。可见脉证相应真实不虚。

9. 头晕案

病人因头晕，心慌 7 天入院。自述，头晕，昏沉，心慌，心前区疼痛，畏寒，咽痛，夜间双腿有时抽搐。

持脉：双手脉软，脉体宽，脉幅小，脉来结滞，尺脉小无神。

告知病人思虑过多，考虑太细，谨小慎微，和别人沟通交流少，长期受人管，干比较细致的活。他告诉我是井上开车的，需要格外注重安全。先予以参苏饮加减，2 日后病人自述头晕、感冒症状明显改善。但病人仍感心前区疼痛，遂更方为瓜蒌薤白半夏汤加以益气活血药，少佐平镇药物，三日后病人诸症消失。在此期间，曾再三告诉病人应减少思虑，放开心胸，病人皆沉默不语。见沟通不畅，我也不愿再把脉及中医治疗。直至出院时适逢市里检查，此人发飙，把我叫去怒斥医院服务不行，我初以为是化验室把血糖化验成血生化导致的，但说不光是此事，我说是治得不好吗，还有症状吗？说没有了，但住院期间心情非常不好，为了什么，就是不说。我只好不住道歉。后来咱再三反思，可能和病人说病情的时候，没有太注意场合和分寸，所以郁怒在心，借机发泄。其实我平时就是这么讲的，只是病人千差万别，所以心理脉象虽好，但说的时候要看人、分场景。

在医院中最难的是疗效的观察，尤其是急危重患者。我也想了很多办法，都不系统，但是中药的疗效在治疗当中是显而易见的，比如案5，这种病人以前也治过，效果很好，但都是中药和西药混用，难以单独观察中药的疗效。此患者和我有亲戚关系，当时和他解释清楚，未给他应用任何抗心率失常的药物，并且在院期间，10天内做了2次动态心电图，观测到疗效确实是很明显的。另外错开中西药用药的时间，比如慢性病者静点药物几天后询问效果，然后再对症下药，管用不管用，对病人对医生都是一个交代。急性病人辨证准确，需要果断坚毅，立即服药，以病人生命为顾。我们唯一需要做的就是鼓足勇气，充满信心地做下去。

临证应用脉象要素辨证心得

主讲人：宋晓宾

病案一

邢某，女，53 岁，2012 年 11 月 11 日初诊。

主诉：头昏、头胀半年，加重半月。

现病史：患者自诉多年来体力劳动负荷过重，饮食不规律，致使近半年来突感身体渐弱，身倦乏力，头昏、头胀，两目不清，伴有打嗝、胃灼热、泛酸，小腹胀满，小便涩，色黄，大便可，平素易着急生闷气，余可。

既往史：既往有哮喘史，余可。

舌象：舌淡红，苔薄黄，中后部稍黄厚，舌下络脉怒张。

脉象：

整体脉象：浮、大、软、稍浊。

局部脉象：左寸缓；关浮、软、大，沉取无力；左尺沉涩；右寸关浮、大、上溢，如气团状，沉取有力；右关尺脉刚、敛、紧、涩、内曲，尺脉涩、浊明显。

诊断：头昏。木火上扰清空，下陷水府。

处方：清半夏10g　生白术12g　天麻15g　茯苓18g
甘草9g　橘红10g　猪苓10g　泽泻30g　桂枝9g　砂仁6g
生姜3片　大枣5枚

6剂，水煎服，日1剂。

2012年11月18日二诊：自诉服上方前三服药后兴奋度
增加，不易入睡。3天后头昏、头胀减轻，两目胀紧减轻，
小腹胀满减轻，现唯有烧心、泛酸，纳少，乏力。舌淡红苔
薄黄。脉左缓、软，沉取有根；右寸浮、动如豆，沉取有
力，右关尺脉刚、敛、内曲，沉取无力。

处方：上方加栀子9g，豆豉9g。

6剂，水煎服，日1剂。

2012年11月25日三诊：自诉服上方后头昏稍有反复，
偶感目涩，现症见：头昏，小腹胀，小便涩，手足心热，伴
有纳少，恶心，泛酸，余可。舌红苔薄白，脉左软、缓、关
脉变小、变软，沉取有根，尺脉细、沉、稍涩；右寸缓、稍
浮，右关上脉大、浮，沉取无力，右尺脉沉、细、敛。

处方：猪苓15g　茯苓20g　泽泻30g　桂枝10g　生白
术12g　清半夏9g　天麻15g　柴胡15g　黄芩8g　生姜3
片　大枣5枚

5剂，水煎服，日1剂。

2012年12月9日四诊：自诉服上方后头昏、头胀基本
消失，目涩胀感消失，小腹胀、小便涩黄减轻，手足心热减

轻，现唯有烧心、泛酸、口苦，舌红苔薄白，脉左脉调，右脉唯有关脉软、散、内曲，沉取空，无力，右尺刚、敛、涩。

处方：生黄芪 30g　生白术 12g　陈皮 6g　升麻 3g　柴胡 3g　党参 10g　生甘草 3g　猪苓 10g　泽泻 30g　云苓 10g　桂枝 10g

5 剂，水煎服，日 1 剂。

随访后得知诸症明显减轻，唯有服上药后出现偶尔腹痛欲便，便有黄沫，便后觉舒。遂嘱其休养调理，饮食规律，戒恼怒，如此半年，方可奏全效。

按语：病人是农村人，在家时夫妻二人承包 13 个大棚，一片荒山种栗子树。每日饮食不规律，昼夜忙碌，如此已有多年。年轻时体力尚可，现年逾 50 岁，机体衰老，体力透支，加之平素性急易恼怒，时常生闷气，致使近半年来突感体力不足，每感乏力，神倦体乏。观其身体形态和精神，属于土形人，个性属于火形人。号其脉，整体脉象：浮、大、软、稍浊。局部脉象：左寸缓；关浮、软、大，沉取无力；左尺沉涩；右寸关浮、大、上溢，如气团状，沉取有力；右关尺脉刚、敛、紧、涩、内曲，尺脉涩、浊明显。据古人经验，劳力之人脉多实大，劳神之人脉多虚软，此妇女劳力几十载，脉多充盈，大而浮。就局部脉象而言，左关脉浮、软、大，沉取无力，表征其常年郁闷生气，不得宣泄，大显示其郁郁不得伸之状，肝主疏泄，喜条达，恶抑郁，肝气既郁，百脉不调，气机升降失序，使得气逆和气陷，出现头昏、头胀，小腹胀满，小便涩滞不畅，中土失运，脾胃衰败，腐化运化失职，加之肝气横犯，必有胃脘不适、恶心、泛酸之病，右寸关脉浮、大、上溢即是佐证，右尺脉刚、敛、紧、涩等显示胃土衰败已久，且受肝木侮犯。治疗当平肝木，和气机，调脾胃。先用半夏白术天麻汤加减，后合用五苓散舒达气机，调畅水道，最后用补中益气汤调理，以小剂量缓缓补充后天之气，以收全功。

病案二

于某，女，26岁，2012年11月4日初诊。

主诉：皮肤红疹伴瘙痒3年，加重7天。

现病史：自诉3年前无明显诱因于夏秋交替时皮肤出现红疹，高出皮肤，色红成片，瘙痒甚，挠之出血方能减轻瘙痒，昼轻夜甚，每次发作必须静点抗生素方能度过。今年夏季未发作，现值秋冬交替，7天前突然发作，瘙痒甚，经输液治疗后，稍稍缓解，停药反复。发作部位集中在肘膝以下，前臂和小腿内侧为多，胸背少。纳可，眠差，二便调。余可。

既往史：既往体健。

舌象：舌尖红，苔薄白，下络怒张。

脉象：右脉大于左脉，整体脉势进多退少，来疾去徐。右脉缓、稍数、细、稍敛；左关上脉浮大如豆，沉取有力，左尺脉细、敛、涩。

诊断：荨麻疹。

处方：丹皮20g　栀子12g　连翘9g　生地15g　生白芍15g　赤芍15g　甘草10g　当归15g　黄芩10g　半夏9g

枳实 9g　茯苓 12g　浙贝 12g

5 剂，水煎服，日 1 剂。

2012 年 11 月 11 日二诊：自诉服上药后前三天红疹增多，瘙痒加重，范围扩展。遂告知勿惊慌，此是血热外泄之象，须坚持服药。服药 5 剂后，红疹消失多半，瘙痒程度减轻，大多数皮肤已结痂。现红疹局限于前臂内侧和脚踝内侧，舌红苔薄白，脉象整体趋于平缓，来势减缓，上冲之势亦减，就局部脉象而言，左关脉浮大稍平，如豆状，稍数，余可。

处方：丹皮 20g　栀子 10g　连翘 6g　生地 15g　赤白芍各 15g　甘草 6g　当归 12g　黄芩 10g　杏仁 9g　桂枝 9g　枳实 9g　茯苓 10g

3 剂，水煎服，日 1 剂。

服上药后红疹基本消失，可安睡，瘙痒亦明显减轻，偶尔稍痒，已无大碍。诊其脉，脉势大减，整体脉趋于平缓，右寸关脉变小，变软，沉取无搏指感。嘱其戒荤腥，辛辣之物，并陶冶性情，少思虑、着急，来年夏秋交季时再调理一次以绝后患。

按语：此人为公司职工，平素易着急，多思虑，从体质和个性来看，属于木形人体质和木火个性，平素喜食辛辣，海鲜，体内郁热难排，日久成疾，热郁于血中，横窜经络各处。从舌脉来分析，舌尖红，显示火热上扰心神，外干皮肤，堵塞毛窍，脉进多退少、来疾去徐，且左寸关浮、大、热、稍数，显示属阴，属血分，红疹分布主要集中在内侧，当重用清血分的药物，故选方丹栀逍遥散加减，解郁清热，调达气机。

疾病过程流的问题

主讲人：张文杰

脉象具有多重诊断内涵，从脉象可以分析人的体质类型，看出人的生活境遇，读到他的重大生活经历。今天结合一个我诊治过的病例，分析其脉象和病机、治疗、方药，同时借这个病例和大家聊聊疾病过程流的问题。

疾病过程流是齐向华教授提出的，是动态的变化。突出的是在个体、环境的基调上，个体发生、发展到形成某疾病这条时间主线上所发生的生理、病理、心理改变。而通过分析脉象信息就可以明晰这些变化，回溯整个疾病过程。

家里一个爷爷，77岁，身材匀称魁梧，五官粗大，肌肉丰满，肚子很大很硬，大腿、小腿肚都很粗壮，黄色皮肤，属于中国人中较黑的那种。脉一搭手，偏内，强而粗，高，短，脉中如有细丝，左寸关及右关尺热，两手尺脉相对于寸关来说没有明显的热辐射感，也没有凉的感觉，搏动明显，也没有敛、细的特征。

综合以上信息分析，这位老爷子是土兼火形人的体质。

本身气血相对不亏，阴虚，好热郁生痰。而脉短、有细丝，说明已经有生痰的情况了。饭量很好，左寸关都有热辐射的感觉，左关高、热，左寸却有麻手感觉，右关轻触打手，按压抵抗力却不大，脉管壁不厚，血流滑利，我觉得这有肝郁化热、木胜土的征象。平素大便不稀，但排便不畅。脉搏动时，左寸强、高，肚子很大、很硬，无散的特征，对脉施加压力，脉给我的反应是：随手下按时抵抗力并不大，有种随势而下的感觉，压到最低点有瞬间停顿，接着可以感觉到抵抗，势不减，脉跳的方向不杂乱也没有很强的欲望感，但是整体脉象是打手的，尤其是左关。反复施压脉的反应差别不大。脉跳方向全向外，没有内敛的征象，势高，有木形人的特征，替别人考虑较多，本身却是个性情偏急的人，性格也有木形人的特征，但是当有外界刺激时，不是没头没脑地感性而为，能权衡利弊，再做出反应。之所以会出现这样矛盾的性格和行事作风，是因为他从事教师职业，学问高，平时仪表、谈吐都很有涵养，所以我觉得是道德约束性格。

这样问题就来了，本身应该是个有不顺心的事情就要发泄出来的人，而且还是个好管事好打抱不平的木形人，一旦有了对自我的约束，当遇到不顺心的事情，不能随性而发，甚至要苦苦压抑，久而久之闷气闲气生的就多。脉管除了两手寸部以外，其他各部与周围组织分界都清晰，而且脉管壁又是刚的，说明生了气还不能诉苦，一直憋在心中。脉跳起始部并不疾，但在上升段是疾的，去势缓，加上有热、短、高、强的脉象要素，得出两个变化：化热和气逆。又，说话声音不清亮，自觉有痰贴在嗓子眼儿，难咳出，白天没有明显憋喘，但夜间有咳醒的情况，用力咳出少许痰才能再入睡。这种情况5年了，吃了很多中药不管事。分析上面的情况我觉得这个"痰"是肝郁化热，气机逆上导致的。造成肝郁化热，气机逆上的原因就是木形人的个性，火兼土形人的体质，在平时生活中又出现了很多不顺心的事情，综合作用而致。

虽然分析了这么多，但当时其实心里没底。一开始是用张锡纯的"天突点痰法"给他点了半小时，确实是咳痰变得容易了，书中反复提到一个"通"字，所以我觉得其中必有通畅气机的作用。开方如下：

半夏9g　厚朴12g　苏叶15g　防风12g　茯苓15g　黄芩15g　黄连12g　黄柏12g　生芡实15g　柴胡15g　桔梗12g　牛膝12g　生地30g

方中用了半夏厚朴汤里大部分药物，重用生地，没用玄参和沙参。我觉得气郁住了再补气没有好处，用了黄芩、黄连、黄柏、生芡实、柴胡、桔梗、牛膝等药，服了5剂，痰基本没有了。